Das psychische Immunsystem

Systemische Praxis

Band 4

Das psychische Immunsystem

von Dr. Hans Menning

Das psychische Immunsystem

Schutzschild der Seele

von

Hans Menning

HOGREFE

GÖTTINGEN · BERN · WIEN · PARIS · OXFORD · PRAG
TORONTO · BOSTON · AMSTERDAM · KOPENHAGEN
STOCKHOLM · FLORENZ · HELSINKI

Dr. Hans Menning, geb. 1967. Neurowissenschaftler und Fachpsychologe für Psychotherapie. Studium der Psychologie in Münster. Promotion zu Neuroplastizität im auditorischen Kortex. Wissenschaftlicher Mitarbeiter an den Universitäten Münster, Tübingen, Trier und Zürich. Forschungsschwerpunkte: neurobiologische Korrelate der Sprachperzeption, positive Emotionen, fokussierte Aufmerksamkeit, Traumaverarbeitung und Flow. Seit 2013 Leiter der Abteilung Diagnostik und Evaluation in der Forel Klinik (Schweiz) und Tätigkeit als Psychotherapeut in eigener Praxis in Zürich.

Bibliografische Information der Deutschen Nationalbibliothek
Die Deutsche Nationalbibliothek verzeichnet diese Publikation in der Deutschen Nationalbibliografie; detaillierte bibliografische Daten sind im Internet über http://dnb.dnb.de abrufbar.

Göttingen · Bern · Wien · Paris · Oxford · Prag · Toronto · Boston
Amsterdam · Kopenhagen · Stockholm · Florenz · Helsinki
Merkelstraße 3, 37085 Göttingen

http://www.hogrefe.de
Aktuelle Informationen · Weitere Titel zum Thema · Ergänzende Materialien

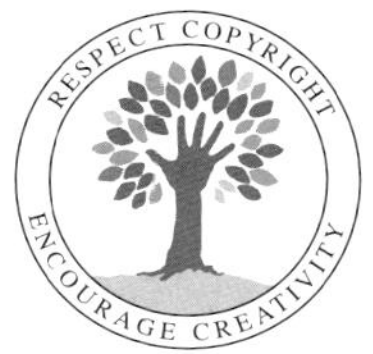

Umschlaggestaltung: Daniel Kleimenhagen, Hildesheim
Satz: ARThür Grafik-Design & Kunst, Weimar
Druck: Media-Print Informationstechnologie, Paderborn
Printed in Germany
Auf säurefreiem Papier gedruckt

ISBN 978-3-8017-2495-5

Vorwort

Wie jedes Buch entspringt auch dieses einer Idee oder einer Frage, die beantwortet werden muss. Aus der Mitte entspringt ein Gedankenfluss … Wir wissen spätestens seit Antonovskys Konzept der Salutogenese, dass da etwas in uns ist, das uns in der Regel immer wieder auffängt und zu psychischer Gesundheit zurückführt. Jedoch hatte dieses „Etwas" nie einen richtigen Namen bzw. es hatte viele Namen: Kohärenzsinn, Resilienz, Ressourcen, Hardiness, Positive Psychologie, Reifung usw. Dieses Buch ergreift die Gelegenheit, das Gemeinsame der „unsichtbaren Hand" in der Psychotherapie zu eruieren und unter dem Deckmantel des psychischen oder psychologischen Immunsystems zusammenzufassen.

Wir wissen schon recht viel über das biologische Immunsystem und seine Agenten. Wie dieses hat auch das psychische Immunsystem seine Agenten, die naturgemäß psychischer Natur sind. Die Fresszellen, Killerzellen, T-Lymphozyten des psychischen Immunsystems sind sich selbst organisierende Schutz- und Reparaturprogramme, die unter ständiger Alarmbereitschaft die Umwelt auf potenzielle invasive und irritationsträchtige Reizungen scannen, die sich immer wieder aufs Neue anpassen und reproduzieren. Diese kognitiven, emotionalen oder behavioralen psychischen Schutzmechanismen erhalten die Psyche in einem Zustand der „Kohärenz", in dem die Selbstheilungskräfte optimal zur Entfaltung kommen.

Dieses Buch wäre nicht ohne die Ermutigungen und Anregungen vieler entstanden. Besonderer Dank gebührt Günter Schiepek, der dieses Buchprojekt durch seine Offenheit, Neugierde, Integrationskraft, Integrität und Diskussionsfreude gefördert und auf den Weg gebracht hat.

Ganz besonderer Dank geht an Damir Lovric, der die manchmal etwas trockenen Ausführungen mit seinem Team von me·di·kom durch sehr anschauliche Bilder deutlich gemacht hat.

Ich danke meiner lieben Familie, die mir sehr deutlich vor Augen geführt hat, wie wirksam das psychische Immunsystem auch und besonders in schwierigen Lebenslagen ist.

Ich danke nicht zuletzt einem guten Freund und Lehrmeister, Gerd Seidenstücker, der dieses Jahr leider viel zu früh verstorben ist. Mit ihm habe ich an der Universität Trier Tür an Tür gearbeitet, es gibt nichts, was mich in dieser Zeit mehr beeindruckt hat als diese Gespräche mit ihm zwischen Tür und Angel, Gespräche, die beflügelten, die mir neue Zusammenhänge aufzeigten. Er war jemand, der tatsächlich las, wie ein Berserker las, der Wissen in großen Stücken verschlang und jederzeit bereit war, ein Stück davon abzugeben. Er war jemand, der wusste! Der sich nicht beirren ließ, wenn ihm jemand mit vielen Titeln, aber mit Halbwissen etwas vormachte, der sehr genau beurteilen konnte, ob eine neue Idee, ein neuer Gedanke, eine neue Therapierichtung etwas taugte oder nur alter Wein in neuen Schläuchen war. Der immer aus dem Vollen schöpfte und nie aufhörte, zu schöpfen. Das machte die Gespräche mit ihm so unheimlich bereichernd und spannend! Der jedem mit menschlicher Wärme und Wohlwollen begegnete, selbst in seinem Zorn war er sehr menschlich und liebenswert. Von ihm habe ich gelernt, dass eine gute therapeutische Praxis einer sehr guten theoretischen Fundierung bedarf, genauso wie eine gute Theorie nach Erprobung (und Falsifikation des Nicht-Funktionierenden) durch die Praxis schreit. Er war jemand mit einem vorbildlichen psychischen Immunsystem. Leider konnte ich dieses Buch mit ihm nicht mehr besprechen.

Last but not least möchte ich Frau Weidinger und allen Beteiligten vom Hogrefe Verlag für die sehr sorgfältige und akkurate Durchsicht und Hilfe bei der Umsetzung dieses Buchprojekts danken.

Noch ein Hinweis zur Geschlechterneutralität: Das Buch richtet sich gleichermaßen an Frauen wie an Männer, deswegen wird nach Möglichkeit mal die weibliche, mal die männliche Form inklusivistisch verwendet, d. h. wenn von Patientinnen gesprochen wird, sind die männlichen Leidensgenossen mitgemeint und wenn von Therapeuten gesprochen wird, so sind die Therapeutinnen mitgemeint.

Zürich, im Juli 2014 Hans Menning

Inhaltsverzeichnis

1 Was ist das psychische Immunsystem? 9

2 Komponenten der psychischen Immunprotektion 28
2.1 Psychotoxine 31
2.2 Immunintelligenz 34

3 Ressourcen: Die Kraftquellen des Psychoimmunsystems 42
3.1 Kognitive Ressourcen 44
3.1.1 Kohärenzsinn 44
3.1.2 Geist des Fragens 47
3.1.3 Geist des Staunens und Entdeckens: Kontextkompetenz 49
3.1.4 Bauchintelligenz – Wir sind Viele! 51
3.1.5 Stressintelligenz 52
3.1.6 Hardiness 54
3.1.7 Selbstbehauptungskraft 56
3.1.8 Zeitintelligenz 58
3.2 Emotionale Ressourcen 60
3.2.1 Mut 62
3.2.2 Lebenslust 63
3.2.3 Humor und Lachen 64
3.2.4 Optimismus 66
3.2.5 Philautia, die Eigenliebe 70
3.2.6 Thymotische Kraftzentren: das Stolz-Zorn-Empörungsspektrum 71
3.2.7 Aggressionskompetenz 72
3.2.8 Würde 77
3.3 Motivationale Ressourcen 79
3.3.1 Aufgehen im Tun 79
3.3.2 Selbstmotivierung 86
3.3.3 Selbstenergetisierung 86
3.3.4 Selbstwirksamkeit 87
3.4 Andere Ressourcen 88
3.4.1 Präsenz 88
3.4.2 Fokus 89
3.4.3 Soziale Aufgeschlossenheit: Beziehungen machen stark, Stärke macht Beziehungen 90

4 Resistenz 92

5 Resilienz 95

6 Reifung ... 98

7 Selbstorganisation ... 101

8 Antiviren – Schutzschilder der Seele aufbauen ... 104

8.1 Sei einfach! ... 104
8.2 Heile dich selbst! ... 106
8.3 Reguliere dich selbst! ... 107
8.4 Sei achtsam! ... 107
8.5 Vermeide Vermeidung! ... 108
8.6 Glaube an dich! ... 108
8.7 Erfinde dich neu! ... 108
8.8 Sei optimistisch! ... 109
8.9 Denke um die Ecke! ... 109
8.10 Just do it! ... 110
8.11 Lebe in Beziehung! ... 110
8.12 Suche die Herausforderung! ... 110
8.13 Entdringliche das Dringende! ... 110
8.14 Halte die Balance! ... 111
8.15 Erfreue dich! ... 111
8.16 Bleibe in Bewegung! ... 112
8.17 Erstelle einen Notkoffer für schlechte Zeiten! ... 112

Literatur ... 114

Sachregister ... 123

1 Was ist das psychische Immunsystem?

Stirb und werde!
Goethe

Wie es körperliche Erkrankungen und ein somatisches Immunsystem gibt, das sie abwehrt, so gibt es auch ein psychisches Immunsystem, das psychische Erkrankungen abwehrt. Dieses Immunsystem arbeitet meist implizit, ohne unser bewusstes Zutun. Es ist gewissermaßen ein Immunsystem zweiter Ordnung, ein Immunsystem 2.0. Die *bewusste* psychische Immunabwehr stärkt das psychische Immunsystem. Kritische Lebensereignisse und Traumata reißen uns aus der Normalität heraus und machen uns angespannt, reizbar, empfindlich und verletzlich. Resilienz, Resistenz, Anpassungsfähigkeit, die Fähigkeit, Ressourcen zu nutzen und sich selbst neu zu erfinden, Bewältigungsstrategien und subjektive Krankheitstheorien sind entscheidend für die Immunität vor und Genesung von einer psychischen Erkrankung wie Depression, Burnout oder einer Belastungsreaktion. Eine große epidemiologische Studie in den USA (Kessler et al., 2005) hat gezeigt, dass die Lebenszeitprävalenzen für psychische Störungen immer noch sehr hoch sind, d. h. ein Teil der Menschen erkrankt im Laufe ihres Lebens an einer psychischen Störung (z. B. 28.8 % an einer Angststörung, 20.8 % an einer affektiven Störung, 24.8 % an Impulskontrollstörungen, 14.6 % an einer Substanzmissbrauchsstörung, 46.4 % an irgendeiner psychischen Störung). In der Schweiz leiden 15 % der Gesamtbevölkerung an einer leichten und mehr als 3 % an einer moderaten bis schweren Depression (Tomonaga et al., 2013). Die Modediagnose „Burnout" wird oft auch als „Erschöpfungsdepression" diagnostiziert und fällt damit oft ebenfalls in die Depressionsstatistik. Allein diese psychische Erkrankung produziert im Jahr durchschnittlich 23.557 € direkte (Hospitalisationen, Arztbesuche, Psychotherapie, Medikamente) und indirekte (Arbeitsausfälle, Fehltage) Kosten pro Patient. Dies summiert sich allein für die Schweiz zu einer stattlichen Summe von 8.1 bis 8.3 Milliarden Euro Gesamtkosten für Depressionen (Tomonaga et al., 2013). Rund 1.000 € im Jahr zahlt jeder Schweizer an „Depressionskosten".

Psychische Erkrankungen kosten nicht nur die Gesellschaft als Ganzes viel, sie kosten vor allem die betroffenen Individuen das wertvollste, was sie haben: Leben. Eine groß angelegte internationale Studie unter Leitung des Psychologieprofessors Hans-Ulrich Wittchen von der Technischen Universität Dresden zeigte, dass psychische Erkrankungen im Vergleich zu anderen Erkrankungen die Lebenserwartung deutlich senken (Wittchen et al., 2011). Die Forscher kamen zu niedrigeren Werten als in der oben erwähnten amerikanischen Studie von Kessler et al. (2005; Angststörungen 14 %, Depressionen 7 %, psychosomatische Erkrankungen 6 %, Abhängigkeitsstörungen 4 %), stellten jedoch vor allem eine Zunahme der Depressionen fest. Diese Zahlen weisen auf eine mangelhafte psychische Immunität in unserer Gesellschaft hin.

Zudem verschlechtern Wirtschaftskrisen nachweislich die psychische Gesundheit der Bevölkerung (Karanikolos et al., 2013; Mackenbach, Karanikolos & McKee, 2013). Seit 2007 steigen die Suizidraten in der gesamten EU, allein in Griechenland gab es Steigerungen um bis zu 40 % (Kentikelenis et al., 2012). In Krisenzeiten gehen viele Arbeitsplätze verloren, der Verlust des Arbeitsplatzes wirkt sich oft dramatisch auf die psychische Gesundheit aus, psychische Störungen, Überlastung, Sucht oder Burnout nehmen zu (Jin, Shah & Svoboda, 1995). Im Vergleich zu Personen mit einer gesicherten Arbeitsstelle (16 %) haben 34 % der Arbeitslosen psychische Probleme (Backhans & Hemmingsson, 2012; Karanikolos et al., 2013). Ihre psychische Immunabwehr ist geschwächt.

Doch auch wer arbeitet, ist nicht immer glücklich: Arbeitszeitverdichtung, Mobbing, Bossing (Repressalien, Hinausekelung durch den „Boss"), Einengung der Autonomie und der Freiheitsgrade am Arbeitsplatz führen zu hohen psychischen Kosten und reduzieren die angeborene Immunantwort (Boscolo, Di Gioacchino, Reale, Muraro & Di Giampaolo, 2011).

Viele Menschen erleiden auch heute schwerwiegende psychische Traumata durch frühe aversive Erfahrungen, physische oder psychische Vernachlässigung, Missbrauch, Misshandlungen, Gewalt, Krieg, Naturkatastrophen, Unfälle, Krankheiten wie Krebs usw. und bleiben davon oft ihr Leben lang geschädigt. Ein starkes Psychoimmunsystem könnte sie wieder aufrichten.

Warum bleiben Menschen gesund?

Doch trotz dieser erschwerten Arbeitsbedingungen, trotz schwerwiegender Schicksalsschläge und anderer Rückschläge bleibt ein Teil der Gesamtbevölkerung psychisch gesund und stabil oder kann sich wie „von selbst" davon erholen. Welche protektiven Faktoren schützen diese Menschen, was haben sie den anderen voraus, wenn sie auf Schwierigkeiten treffen, die schwer zu verarbeiten sind und viele Menschen in eine Depression, in ein Burnout oder in eine Angststörung treiben? Diese Menschen haben ein System protektiver Faktoren, teils angeboren, teils erlernt, das sie vor psychischen Erkrankungen schützt bzw. schützen könnte – das psychische Immunsystem.[1]

Die Widerstandskraft, die Stärke und Zähigkeit, die Robustheit des psychischen Immunsystems bestimmt, wie gut wir menschengemachte Traumata, wie z. B. Terroranschläge, Krieg, Folter, Beeinträchtigung der körperlichen und psychischen Unversehrtheit, Missbrauch, Misshandlungen, Verletzungen jeglicher Art, aber auch schicksalhafte Naturkatastrophen, tödliche Erkrankungen wie Krebs oder den Tod von nahestehenden Personen, überstehen können. Wie gut verkraften wir „kritische Lebensereignisse", wie finanzielle oder juristische Desaster, psychische und körperliche Verletzungen und Erkrankungen, Trennungen/Scheidungen von geliebten Menschen, Arbeitsplatzverlust, Mobbing, usw.? Das psychische Immunsystem ist unser unsichtbarer Schutzschild, der uns vor der vollen Wucht dieser Ereignisse bewahrt. Dabei sind oft nicht die Ereignisse selbst ausschlaggebend, sondern die subjektiv empfundene Verletzung, Verzweiflung, Hilflosigkeit oder das blanke Entsetzen, die Angst, die sie auslösen. Die „Viren" der Psyche sind somit nicht die Ereignisse des Lebens selbst, sondern die selbstwertschädigenden (eingeengten) Gedanken, Gefühle (bzw. Nicht-Gefühle) oder Handlungen (bzw. Nicht-Handlungen), die sie auslösen. Diese werden bei einem großen Teil der Bevölkerung neutralisiert.

Jeder von uns verfügt evident über ein psychisches Immunsystem, das diese psychischen „Viren" neutralisiert, aber nicht jeder ist sich dessen bewusst. Es ist ein implizites Wis-

1 Die Begriffe „psychisches Immunsystem", „psychologisches Immunsystem" und „Psychoimmunsystem" werden synonym gebraucht.

senssystem, das unsere psychische Gesundheit beschützt, wie das somatische Immunsystem unseren Körper beschützt. Es ist wie das implizite Wissen um die Sexualität: Es ist in jedem Menschen (und in jedem Tier) angelegt. Niemand muss erklären, wie sie funktioniert, sie funktioniert einfach von der Schnecke bis zum Wal. Wie die generative Grammatik[2] in uns universell angelegt ist und das Erlernen jeder Sprache ermöglicht (Chomsky & Arnove, 2008), so ist auch ein psychisches Immunsystem in uns angelegt, das uns vor psychischem Leid nach den Katastrophen des Lebens schützt bzw. uns gegen sie immunisiert, wenn sie eintreten. Es ist ein autopoëtisches, sich selbst generierendes und organisierendes System, ein System, das aus sich selbst entsteht und sich selbst je nach Konfrontation mit unterschiedlichen „Viren" weiterentwickelt und stärkt.

Das Konzept eines *biologischen* Immunsystems ist noch nicht sehr alt. Sicher haben Schamanen und Heiler aller Kulturen und Zivilisationen von den Selbstheilungskräften des Körpers und der Seele gewusst. Aber die explizite Entdeckung und Konzeptualisierung des biologischen Immunsystems geht auf Forschungen im späten 19. Jahrhunderts zurück, vor allem von Ilja Metschnikow und Paul Ehrlich. Selbst einfachste Lebewesen verfügen über ein biologisches Immunsystem, das sie vor einer potenziell bedrohlichen Umwelt schützt. Komplexere Lebewesen verfügen darüber hinaus über ein psychisches Immunsystem, das sich „mit ständig sprungbereiter Effizienz" mit seinen potenziellen Todbringern aktiv auseinandersetzt und ihnen „das körpereigene Vermögen zur Überwindung des Tödlichen" entgegensetzt, schreibt der Philosoph Peter Sloterdijk (2009). Er unterscheidet darüber hinaus noch ein Sozio-Immunsystem, das „die juristischen und solidaristischen, aber auch die militärischen" Praktiken umfasst, „mit denen Menschen in ‚Gesellschaft' ihre Konfrontationen mit fern-fremden Aggressoren und benachbarten Beleidigern oder Schädigern abwickeln" (Sloterdijk, 2009, S. 22). Er definiert die Immunsysteme als „verkörperte Verletzungserwartungen und als entsprechende Schutz- und Reparaturprogramme". Diese Immunsysteme sind sich selbst organisierende Einheiten, „die sich unter ständigem Bezug auf eine potenziell wie aktuell invasive und irritationsträchtige Umwelt erhalten und reproduzieren" (Sloterdijk, 2009, S. 20). Diese drei Immunsysteme bilden das dreieinige Bio-psycho-sozio Immunsystem und arbeiten „in starker kooperativer Verschränkung und funktionaler Ergänzung übereinandergeschichtet" (Sloterdijk, 2009, S. 22).

Das Psychoimmunsystem als ein „Upgrade" des rein biologischen Immunsystems oder als „Immunsystem 2.0"

Schamanen, Priester, Medizinmänner, Hexen(meister) und andere Heilkundige, Bader, Medici, Gurus, Heilige und Heiler wussten auch von der heilenden (oder lähmenden) Wirkung von Worten, Suggestionen, Glauben, Ritualen und Legenden und konnten sie gezielt zum Heil oder Verderben von Menschen einsetzen (Eliade, 2006). Das Psychoimmunsystem, von dem hier die Rede ist, kann als ein „Upgrade" des rein biologischen Immunsystems oder als „Immunsystem 2.0" angesehen werden, ein Immunsystem auf einem höheren *Level*. Es organisiert sich selbst in ähnlicher Weise wie das biologische, nur dass die Eindringlinge keine biologischen sind, die ihren Code in der DNA gespeichert haben,

2 Noam Chomsky konnte mit seiner „Universellen Transformationsgrammatik" zeigen, dass der Spracherwerb bei jedem Menschen nach einem universellen, generisch angelegten Muster abläuft. Dies ermöglicht es jedem Kind, seine Muttersprache in kürzester Zeit zu erlernen.

sondern ähnlich wie bei Computerviren sind es psychische Algorithmen, Codes, Programme, die unsere Gedanken- und Gefühlswelt oder unser Handeln beeinflussen können. Wie ein Virus seinen genetischen Code in eine Zelle des Körpers einschleust und sie da vervielfältigen lässt, so gelangt auch der psychische Virus in Form eines Codes, eines Glaubenssatzes, eines Lebensmottos, eines Handlungsplans, wie ihn die Plananalyse vorsieht (Caspar, 2007) oder eines spezifischen Schemas, wie Jeffrey Young es in der Schematherapie konzipiert hat (Young, Klosko, Weishaar & Kierdorf, 2008), das mit bestimmten Gefühlen, Gedanken und Handlungen verbunden ist, in unsere Seele. Manches von diesem Code wird uns schon sehr früh eingeimpft, etwa die berühmten *„Du sollst nicht …“*- oder *„Du darfst nicht“*-Gebote. Ein starkes Psychotoxin sind vor allem die *„Du musst …!“*-Sätze, wie Albert Ellis in seiner Rational-Emotiven Therapie (Ellis, 2008) erkannt hat, wenn er von *musturbations* spricht (nicht die Geschehnisse selbst schädigen uns, sondern die irrationalen Muster, die wir in unserem Denken, Fühlen und Handeln daraus machen), oder generell „Jungen weinen nicht“, „Man spuckt nicht auf die Straße“ usw. Manchmal kann es auch ein sehr langanhaltender psychotoxischer Code sein, der einem als Kind sehr früh eingebläut wurde, etwa: „Du taugst nichts“, „Du wirst es nie zu etwas bringen“, „Traue dich ja nicht, zu widersprechen!“, „Solange du an meinem Tisch sitzt, hast du zu gehorchen“ usw. Wir haben sie verinnerlicht, haben sie vergessen, aber richten uns danach.

Bewusste Immunregulation

Eine gesunde Abwehr von ungesundem Code durch das psychische Immunsystem geschieht nicht über Bakteriophagen, T-Zellen, Lymphozyten oder Fresszellen, sondern mithilfe von universellen *psychischen Detektions-, Verteidigungs-, Zerstörungs- und Reparaturprogrammen*, die bei jedem Menschen ähnlich ablaufen.

Das biologische Immunsystem setzt sich aus einer Vielzahl von Agenten zusammen (vgl. Abbildung 1):

- auf zellulärer Ebene die unspezifischen Phagozyten (Granulozyten, Mastzellen, Killerzellen) und die spezifischen T-Lymphozyten (zytolytische und regulatorische T-Zellen);
- auf humoraler Ebene die unspezifischen Zytokine (Interferone, Lysozym) und die spezifischen Antikörper (gebildet von Plasmazellen und B-Lymphozyten).

Das psychische Immunsystem setzt sich analog aus selbstorganisierenden Programmen zusammen, die adaptiv lernen, auf psychische „Intrusionen“, auf eindringenden, potenziell schädlichen Code adäquat zu reagieren. So kann die erste verbale Verletzung noch ungehindert passieren, es wurde noch keine Immunabwehr etabliert. Das psychische Immunsystem erkennt die Selbstwertschädigung und reagiert mit innerer Erregung und Empörung und beginnt, sich eine Verteidigung zurechtzulegen. Im Idealfall wird die Schädigung sofort repariert, zum Beispiel indem das Verhalten des Schädigers nach außen hin attribuiert wird: „Er hat bestimmt Probleme mit seiner Frau, seine Tochter wertet ihn dauernd ab …“ usw. Oder der Selbstwert wird wieder hergestellt, indem die Lebensfreude nicht mehr vom Vorgesetzten abhängig gemacht wird und andere Lebensbereiche (die Beziehung, Freizeitaktivitäten, das soziale Leben) mehr Gewicht erhalten. Bei der

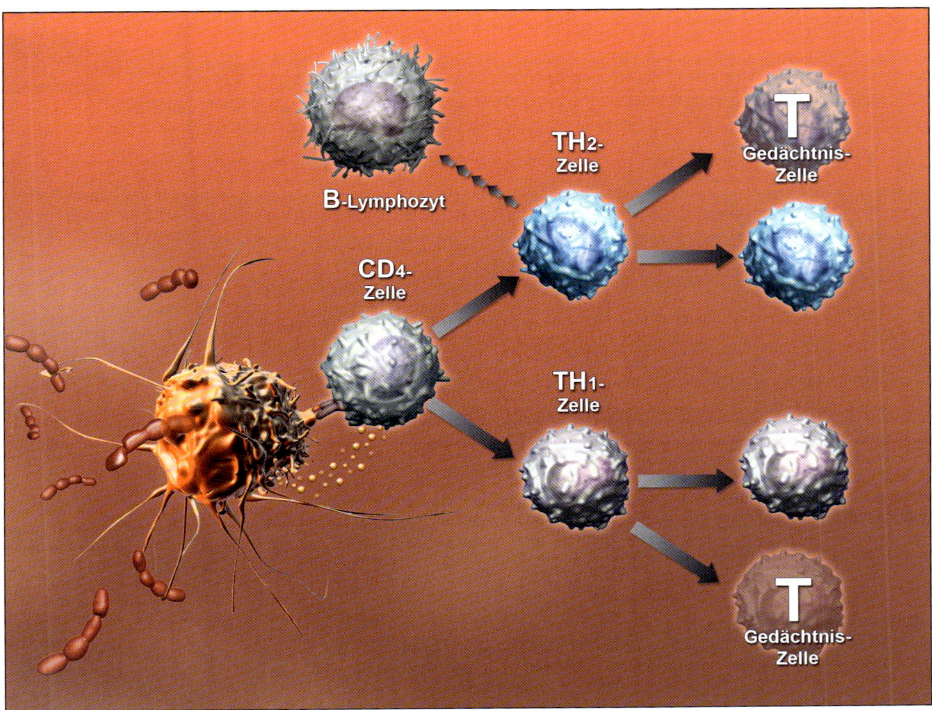

Abbildung 1: Agenten des biologischen Immunsystems (© me·di·kom, Abdruck erfolgt mit Genehmigung).

zweiten Schelte des Vorgesetzten geht der selbstwertschädigende Teil der Information zum einen Ohr hinein und zum anderen wieder heraus, was übrig bleibt, ist die Sachinformation, befreit vom emotionalen Ballast, und über die lässt sich reden.

Während das biologische Immunsystem automatisiert und unbewusst funktioniert, ist das psychische Immunsystem *auch bewussten und gezielten Veränderungen* zugänglich. Wir haben im Immunsystem 2.0 die Möglichkeit, unsere psychische Immunabwehr selbst zu beeinflussen. Wir können die selbstschädigenden Gedanken, Gefühle und Handlungsschemata erkennen und ihnen bewusst ein immunisierendes, neutralisierendes Programm entgegensetzen. So ein Programm kann eine sehr kurze Formel sein wie „Empört Euch!" (Hessel, 2011) oder „Engagiert Euch!" von Stéphane Hessel (2011), dem Überlebenden des KZ Buchenwald, Résistancekämpfer und Mitbegründer der Universellen Erklärung der Menschenrechte der UN, der 2012 im hohem Alter von 95 Jahren verstorben ist (vgl. Abbildung 2).

Es kann eine humorvolle Entgegnung sein („Chef, Ihnen ist heute aber ein Heer von Läusen über die Leber gelaufen …") oder es kann eine elaborierte Psychotherapie sein, die die Kränkungen auffängt und transformiert („Was lerne ich daraus?").

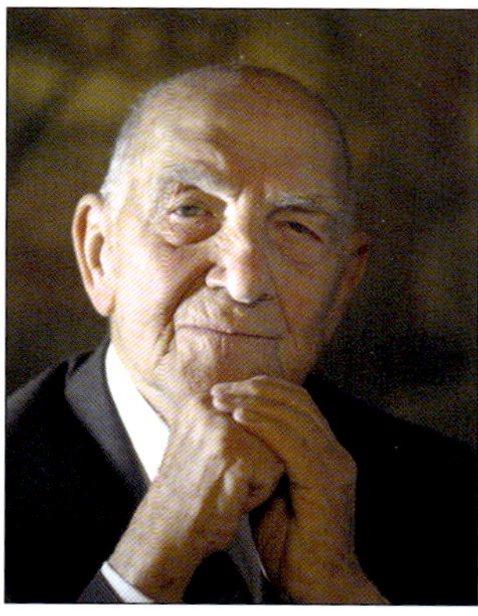

Abbildung 2: Stéphane Hessel, Französischer Widerstandskämpfer, Menschenrechtler, Philosoph und Autor von „Empört Euch“ (© picture alliance/dpa, Fotograf: Joel Saget).

Das psychische Immunsystem hat *immunoprotektive* Automatismen entwickelt, die eine effiziente Heilung ermöglichen, die Schädigung eliminieren und ein immunisiertes Gedächtnis vermitteln. So kann die Selbstoffenbarung oder das Erzählen des Geschehenen ein erster Schritt sein. Im Erzählen ordnet sich das Geschehen, es erhält eine positive oder negative Wertigkeit und kann eingeordnet werden. Im Reflektieren des Geschehenen entdeckt man neue Aspekte, die dem Ereignis einen neuen, unerwarteten Sinn geben. Diese Klärung verhindert, dass sich die Schädigung einnistet und ihre psychotoxische Wirkung entfaltet. Das System ist um eine Immunabwehr reicher, ein weiteres Psychopathogen ist neutralisiert.

Einige Reaktionen des psychischen Immunsystems können auch *immunopathologisch* sein, wenn etwa eine Störung in Kauf genommen wird, um das Selbst vor extremen Schädigungen zu schützen. So kann Dissoziation ein adäquates Abwehrprogramm auf plötzlich einsetzende physische und/oder psychische Gewalt im Kindesalter sein. Der unerträgliche Schmerz und das erlebte Entsetzen werden ausgelagert, abgespalten, „dissoziiert“, eingekapselt und in gesonderten Gedächtnisnetzwerken abgelegt. Auch Schizophrenie kann ein immunopathologisches Schutzprogramm des Rückzugs in die Innenwelt sein, wenn die Außenwelt unerträglich oder unerfüllend wird und die Psychose der einzige Ausweg zu sein scheint. Depression kann die psychische Autoimmunabwehr gegen ein zu viel oder scheinbar sinnlos gewordenes Leben sein. Der Rückzug zur Heilung.

Dauerhafte psychische Fehlbelastung schädigt auch das Gefühl des lustvollen Aufgehens in einer Tätigkeit, wie es beim Flow auftritt (vgl. Abbildung 3). *Burnout* kann als Rückzugsreaktion bei Überlastung durch zu viel negativen Stress, *Boreout* als Abwehrreaktion bei Unterforderung angesehen werden. Paradoxerweise neigen Menschen dazu, diesen Zustand der Unzufriedenheit, des Desinteresses und der Langeweile zu verlängern. Sucht kann Ausdruck einer Sehn-Sucht nach Leben, einer Suche, eines Lebensdurstes sein.

Posttraumatische Belastungsstörungen können als „normale“ Reaktionen auf ein abnormes Ereignis betrachtet werden, welches tiefstes Entsetzen, Furcht und Hilflosigkeit auslöst. Essstörungen können Ausdruck eines Verlangens nach Einverleibung oder Aus-

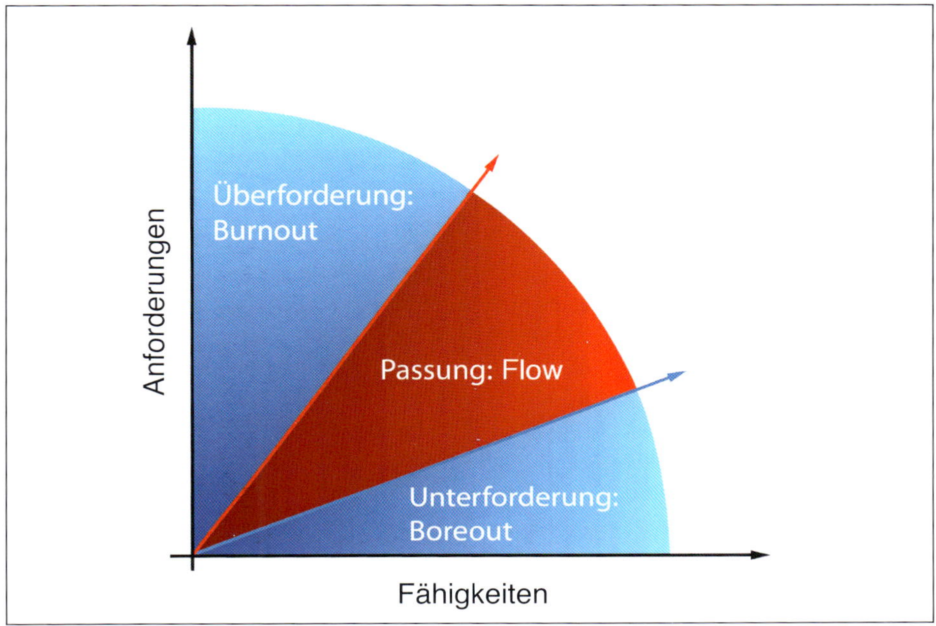

Abbildung 3: Die richtige Passung zwischen Anforderungen und Fähigkeiten ist entscheidend, um in einen Zustand des energetisierten Aufgehens in einer Tätigkeit zu gelangen (© me·di·kom, Abdruck erfolgt mit Genehmigung).

verleibung, nach Aufmerksamkeit oder Zuwendung sein, die Seele spricht ihre eigene Sprache. Das Psychoimmunsystem erzeugt erst mal Fieber in der Seele.

Damit wird die Vielfältigkeit, aber auch die Schwierigkeit des Psychoimmunsystems deutlich: Es muss stark reagieren, darf aber nicht überreagieren und das eigene System schädigen. *Immunsuppression* kann entsprechend bedeuten, das Psychoimmunsystem herunterzufahren, wenn es überreagiert. Wenn etwa die immunisierenden Programme zu zu viel Narzissmus, zu einer Verkennung oder Verzerrung der Realität führen, so dass die Fehlwahrnehmung immer mehr Mitmenschen in Mitleidenschaft zieht. Was auf der einen Seite eine gesunde, selbsterhaltende psychische Immunreaktion ist, kann auf der anderen Seite chronifizieren und zu einer massiven Störung des eigenen Lebens oder Bedrohung des Zusammenlebens mit nahestehenden Personen werden. Psychische Störungen sind die dunkle Seite des Psychoimmunsystems, sie schaden, indem sie beschützen, sie schützen das System vor dem Kollaps, indem sie es beschädigen. Man akzeptiert schlimme Dinge, um noch schlimmere zu vermeiden. Störungen sind das Fieber der Seele.

Die verschiedenen Funktionen des Psychoimmunsystems bedürfen einer bewussten Immunregulation, eine zu starke Immunprotektion bedarf einer Aufweichung, einer verletzlich machenden Öffnung, um in Kontakt und im Dialog mit der Realität zu bleiben; eine zu schwache Immunreaktion bedarf eines *Empowerments*, einer Bestärkung, einer resistent und resilient machenden Verhärtung.

Abgrenzung ist eine der wichtigsten Funktionen des Psychoimmunsystems

Wie das biologische Immunsystem den Körper erst zu einem eigenständigen System macht, so macht das Psychoimmunsystem das Selbst erst zu einem abgrenzbaren Ich, zu einem eigenständigen System, das seine eigenen Entscheidungen in der Abgrenzung von anderen trifft, das die eigene Wahrheit leben kann. Abgrenzung ist eine der wichtigsten Funktionen des Psychoimmunsystems. Durch Abgrenzung von Geschwistern und von Eltern formiert sich ein eigenständiger Wille, „anders" zu sein. Dies setzt sich in der *Peergroup* fort, ebenso in der größeren, familiären, städtischen, regionalen, kantonalen, nationalen, religiösen usw. Gruppe. Die Abgrenzung kann über äußere Merkmale wie Hautfarbe, Gesichtsform, Augenform geschehen, sie kann aber auch über Sprache, Sprechweise, Dialekt, Idiom oder „unsichtbare" psychische Merkmale geschehen: Jugendliche möchten nicht so „spießig" wie ihre Eltern sein (das wollten die Eltern auch nicht, als sie Jugendliche waren). Man möchte nicht so flapsig, streberhaft, launenhaft oder steif herüberkommen wie Kollege XY. Durch diese Abgrenzung organisiert sich die Psyche zu einem eigenständigen System, das sich immer in Bezug zu seinen ähnlichen, benachbarten Systemen definiert. Es entsteht und festigt sich erst in der Interaktion mit anderen.

Ein gutes Beispiel für ein gesundes Psychoimmunsystem ist das der Kinder. Sie sagen, was sie wollen und was sie nicht wollen. Sie tun, was sie denken und tun nicht, was sie nicht wollen. Sie wissen, was sie brauchen und setzen alle Mittel ein, die sie haben, um es zu erreichen. Sie kennen ihre Grundbedürfnisse und lassen sich durch nichts davon ablenken. Dies alles ist bei erwachsenen Menschen komplexer, da sie in der Erfüllung ihrer Bedürfnisse gestört, übergangen, gehindert wurden, was wiederum einen erhöhten Aufwand an Ausbalancierung, Emotionsregulation und kognitiver Umstrukturierung erfordert.

Das Psychoimmunsystem ist ein autotherapeutisches System: Es schützt das Selbst gegen alle Eindringlinge von außen *und* von innen

Das Psychoimmunsystem ist nicht nur ein autopoëtisches System, das sich immer wieder neu erzeugt, sondern auch ein autotherapeutisches System, das sich selbst heilt. Alle psychischen Vorgänge, die als Grenzüberschreitungen, Verletzungen, Kränkungen, Invasionen, Intrusionen das eigene System beeinträchtigen oder beschädigen, werden abgewehrt oder, falls das nicht möglich ist, wird der Schaden minimiert. Wie viele kleine Immunabwehrzellen sich im biologischen Immunsystem auf Eindringlinge stürzen, diese vernichten und die Wunde versiegeln, damit sie heilen kann, so tun dies die psychischen Immunabwehrprogramme bei Verletzungen, Beeinträchtigungen oder Invalidierungen des Selbst. Alle Herausforderungen, etwa die Erschließung neuer Lebensräume, die Eroberung einer neuen Lebensnische, neue Kontakte, der Aufbau von Beziehungen, jegliche Art von Interaktionen mit anderen Menschen oder „Welten" fordert das Psychoimmunsystem heraus. Jeder Kontakt des psychischen Systems mit der Außenwelt führt zu einer Kaskade von automatisierten Abwehrreaktionen. Das physische System nimmt beispielsweise Kontakt mit der Außenwelt über die Haut, über die Atmungsorgane und die Verdauungsorgane auf. Die Nahrung etwa muss eine Reihe von Sicherheitsschleusen und Analyseprozeduren passieren, bevor sie ins Blut gelangt. Sie wird im Verdauungsapparat zersetzt, *„analysiert"* (Analysis bedeutet „Auflösung", Zerlegung in die Bestandteile), sodann werden die brauchbaren von den unbrauchbaren Anteilen getrennt, „die guten ins Kröpfchen, die schlechten ins Körbchen". Was nicht gebraucht werden kann und nicht unschädlich gemacht werden kann, wird entweder im Körperfett abgelagert oder ausgeschieden. Ähnlich geschieht es bei der Atmung: die Mund- und Nasenschleimhaut, die Mandeln sind die Türsteher, an denen die Eindringlinge vorbei müssen. Haben sie es geschafft, diese zu überlisten, weil sie zu beschäftigt oder geschwächt waren, erwartet sie im weit verzweigten Netz der Bronchien ein schlagkräftiges Abwehrsystem, das sie in zähem Schleim bindet, der dann sofort – automatisiert – zu einer Hustenreaktion führt, über die die Eindringlinge wieder nach außen katapultiert werden. Erst wenn die Viren oder Bakterien die Lunge erreicht haben, wird die Kavallerie des biologischen Immunsystems aufgefahren und jeder einzelne Eindringling wird massiv angegriffen und bis zur Elimination bekämpft. Dabei lernt das Immunsystem, während es den Eindringling bekämpft, wie es ihn am besten bekämpfen kann.

Analog arbeitet das psychische Immunsystem: Es schützt das Selbst gegen alle Eindringlinge, Feinde und Schädlinge von außen *und* von innen (!), mit dem Unterschied, dass diese nicht physischer, sondern informationeller Natur sind. Informationen dringen hauptsächlich über die Sinnesorgane in das psychische System ein, das visuelle System liefert einen sehr hohen Input (von dem jedoch lange nicht alles bewusst wird), das auditorische, olfaktorische, gustatorische und senso-motorische System liefern dem psychischen System laufend Informationen, die automatisch auf potenzielle Feindseligkeit oder Schädlichkeit hin analysiert und gefiltert werden. Jedoch produziert das psychische System laufend selbst Informationen, es spuckt dauernd Gedanken und Gefühle aus, die heilsam und selbsterbaulich sind, aber auch selbstschädigend oder selbstzerstörerisch sein können. Das Gehirn ist nie inaktiv, es feuert sich auch im Ruhezustand selbst an und feuert, und feuert, und feuert ... die Hirnaktivität ist mit den Wellen eines Ozeans vergleichbar: Sie bewegen sich ständig, manche entstehen, wenn andere vergehen, manche türmen sich auf, andere schwächen sich ab, manche breiten sich unendlich aus, andere sind sehr kurzlebig. Wie das Geheimnis der Meereswellen nicht vollends geklärt werden konnte (Wissenschaftler versuchen die mathematische Struktur der Wellenentstehung zu verstehen und vorherzusagen, werden aber immer wieder von der Entstehung sogenannter „Monsterwellen" überrascht, die sie nicht vorhersagen können), so ist auch das „Hintergrundrauschen" der psychischen Aktivität in den letzten Jahren in den Fokus der Forschung geraten und hat sich als *default mode network* (DMN, Raichle et al., 2001; Greicius, Supekar, Menon & Dougherty, 2009; Harrison et al., 2008; Long et al., 2008) einen Namen gemacht. Dieses Hintergrundrauschen ist für das Psychoimmunsystem von höchster Bedeutung: Der Aufmerksamkeitsfokus dieser Hintergrundaktivität kann für die Bewältigung von emotionalen Krisen von eminenter Bedeutung sein. So zeigte sich, dass bei Vorliegen einer ADHS-Diagnose (Aufmerksamkeitsdefizit-/Hyperaktivitätsstörung, Uddin et al., 2008), einer Angststörung (Zhao et al., 2007), einer Depression (Grimm et al., 2009), von chronischen Schmerzen (Baliki, Geha, Apkarian & Chialvo, 2008) oder einer Schizophrenie (Pomarol-Clotet et al., 2008) die Hintergrundaktivität durchaus gestört ist und wichtige (präfrontale) Emotionsregulationsfähigkeiten versagen.

In einer Studie von Carhart-Harris und Friston (2010) wurden Gehirnregionen gefunden, die mit dem DMN zusammenhingen (vgl. Abbildung 4). Die Aktivität in diesen Arealen nahm während zielgerichteter Aktivität ab. Es ist eine ungerichtete, unbewusste, automatische Hintergrundaktivität, die die freie emotionale Energie reguliert und die Bedrohungen des Selbst registriert. Die blauen Regionen korrelieren negativ mit dem DMN und können als ein zielorientiertes Netzwerk beschrieben werden.

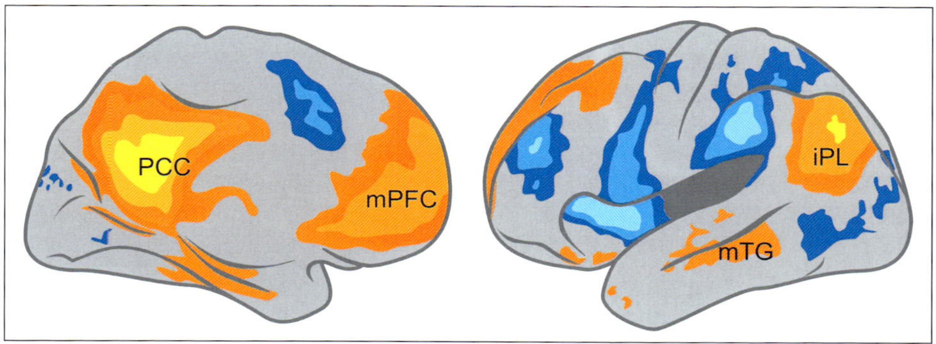

Abbildung 4: Regionen, die positiv mit dem *default mode network* korrelierten (gelb-orange), sind vor allem der mediale präfrontale Cortex (mPFC), der posteriore cinguläre Cortex (PCC), inferior parietale lobulus (iPL) und medial temporale Regionen (mTG) (in Anlehnung an Carhart-Harris & Friston, 2010).

Damit muss sich ein gesundes psychisches Immunsystem nicht nur gegen außen, sondern auch und vor allem vor sich selbst schützen können. So ist ein wesentlicher Bestandteil der Depression, dass der Depressive sich in seinem Grübeln selbst unglücklich macht, indem er alle Informationen, die auf ihn eintreffen, so ungünstig und pessimistisch wie möglich interpretiert (Beck & Alford, 2009): Das Selbstbild wird immer wieder als negativ, fehlerhaft, unzulänglich und wertlos generiert, die Umwelt wird als verantwortlich für Enttäuschungen und Niederlagen wahrgenommen und die Zukunftserwartung und die eigene Veränderbarkeit derselben wird ebenfalls sehr gering eingeschätzt. Diese subjektiven Einschätzungen oder Konstruktionen einer depressiven Realität entspringen schmerzvollen Erfahrungen und Interpretationsschemata der Vergangenheit und werden stetig übergeneralisiert perpetuiert. Das Psychoimmunsystem versucht vermutlich, diese hoch emotionale Information im DMN zu neutralisieren.

Sehr deutlich illustriert das die Geschichte vom Hammer von Paul Watzlawik (1983): Ein Mann möchte von seinem Nachbarn einen Hammer ausleihen. Er stellt sich in düstersten Farben ein Szenario vor, wie ärgerlich der Nachbar reagieren *könnte*. Zum Schluss geht er nur noch zum Nachbarn und schmettert ihm entgegen, er könne seinen Hammer behalten. Die meisten psychischen Störungen haben einen hohen Selbstanteil, sie entstehen selbstreferenziell, aus dem eigenen System heraus. Im Extremfall einer Schizophrenie wird eine systematisierte Binnen-Weltsicht produziert, die nicht mehr viel mit der realen Welt zu tun hat. Die Aufgabe des Psychoimmunsystems wäre in diesem Fall, die selbstschädigende Wirkung destruktiver Schemata der Vergangenheit in der Hintergrundaktivität zu erkennen, zu stoppen und auf konstruktive Realitäten umzufokussieren (etwa: „Ich bin der nette, neue Nachbar von nebenan. Hätten Sie die Güte, mir Ihren Hammer mal kurz auszuleihen?“).

Wagt sich das Ich in unbekanntes Terrain vor, kann es durchaus vorkommen, dass die ausgestreckten Fühler sehr schnell zurückgezogen werden. Ein junger Mann oder eine junge Frau, die zum ersten Mal ihre Fühler in Richtung des anderen Geschlechts ausstrecken, werden bei einer ersten Abfuhr tief verletzt reagieren. Das Ich wird ein Stück von seinem hohen Podest heruntergeholt. Beim zweiten Mal hat das psychische Immunsystem schon begonnen, einen Schutzschirm aufzubauen. Beim hundertsten Mal wird die Abfuhr nur noch als *business as usual* quittiert und nicht weiter beachtet, das System hat sich dagegen immunisiert. Die wiederholte Darbietung des Reizes sowie eintretende Habituationsprozesse stärken die Abwehr für diesen „Virus“ und machen das Psychoimmunsystem energetischer und effizienter. Frei nach Nietzsche: „Was dich nicht umbringt, macht dich stärker“. Auf diese Weise lernt das autopoëtische psychische Immunsystem, sich immer wieder aufs Neue selbst zu generieren und anzupassen.

Diese schnellen Anpassungen und Reaktionen des Psychoimmunsystems auf selbstwertschädigende Grenzverletzungen, Intrusionen und Inbesitznahmen schützen nicht nur, sie können auch durchaus heikle, groteske und gefährliche Formen annehmen. Nehmen wir das Beispiel eines narzisstisch überhöhten Leiters einer Organisation, der – durchaus mit einem sehr gesunden psychischen Immunsystem – nur noch diejenigen Informationen an sich heranlässt, die sein Ego stärken und alle Mitarbeiter früher oder später kündigt, die Kritik äußern, so wird er irgendwann alle freien Geister ausgemerzt haben, die sich noch trauen, den Mund aufzumachen und wird nur noch Speichellecker um sich haben. Er wird sich langweilen und wird die Speichellecker auch entlassen. Dann geht das Spiel von vorne los, neue Leute werden eingestellt, sind hoch motiviert, reiben sich an ihm, bis sie von ihm in die Schranken verwiesen werden und gehen oder gegangen werden, mit einem ungeheuerlichen Verschleiß an Mitarbeitern. Jede potenziell kritische Information wird vom Leiter abgewehrt und auf den Mitarbeiter, der sie vorbringt, attribuiert. Wenn etwa ein kritisch-kreativer Mitarbeiter über die Unzuverlässigkeit der Entscheidungen des Vorgesetzten und über überfordernde Arbeitsbedingungen und extreme Arbeitszeitverdichtung klagt, sieht dieser Leiter sofort ein Problem in der Belastbarkeit, Teamfähigkeit, Loyalität oder im *Commitment* des Mitarbeiters. Dadurch schützt sich der Leiter und die Organisation vor Veränderungen, aber die kreativ-kritischen Mitarbeiter werden entlassen oder gehen von selbst, es findet ein *brain drain*, ein Abzug der kreativen Geister statt, das System erstarrt in Unveränderbarkeit, wie es beispielsweise in den kommunistischen Systemen des Ostblocks geschehen ist. Man könnte hier von einer Autopsychoimmunerkrankung sprechen, das System schädigt sich langfristig selbst, weil es sich zu gut verteidigt.

Das psychische Immunsystem toleriert eine gewisse Menge an schädlichem Gedankengut, ähnlich wie das biologische Immunsystem eine gewisse Menge an Herpes oder anderen Viren verträgt: Solange das Immunsystem stark ist, passiert nichts, die Viren sind zwar da, aber das Immunsystem hält sie in Schach. Sobald es jedoch geschwächt ist, bricht der Virus aus und manifestiert sich auf unangenehme Weise an den unterschiedlichsten Stellen, manchmal mehr, manchmal weniger. Negative Gefühls- oder Gedankenviren brechen aus und „lähmen“, blockieren die Psyche. So können Ereignisse, die ganz weit in der Vergangenheit liegen, mit voller Gewalt wieder ausbrechen. Man könnte von einer „psychischen Erkältung“ sprechen, wenn die Seele erkaltet und keine positiven Gefühle mehr erlebt werden können. Gleichzeitig schützt uns das psychische Immunsystem, indem es Ressourcen, Resilienz, Resistenz und einen Realitätssinn aufbaut und aufrechterhält.

Das psychische Immunsystem ist in vielen Einzelaspekten bekannt, aber es hat bisher keine umfassende Beschreibung oder Erforschung desselben gegeben. Die Psychoneuroimmunologie, die sich hauptsächlich dem Zusammenspiel des Nerven-, Hormon- und des biologischen Immunsystems widmet (Schedlowski & Tewes, 1999), fokussiert inzwischen auch auf die komplexen Zusammenhänge zwischen psychologischen und sozialen Faktoren und der Aktivität des (biologischen) Immunsystems, wie Christian Schubert, Professor an der Medizinischen Universität Innsbruck in seinem vielbeachteten Buch „Psychoneuroimmunologie und Psychotherapie" (Schubert, 2011) beschreibt. Sie widmet sich im Grunde genommen der Erforschung der Zusammenhänge zwischen der Verfasstheit des *psychischen* Immunsystems und dessen Auswirkungen auf das *biologische* Immunsystem (und umgekehrt).

Psychoneuroimmunologie:

Schon Louis Pasteur stellte 1878 fest, dass Hühner unter Stress zu mehr Infektionskrankheiten neigen (Pasteur, Jourbert & Chamberland, 1878). In der zweiten Hälfte des 20. Jahrhunderts wurde dieser Zusammenhang zwischen Stressverarbeitung, psychischen Faktoren und Immunsystem immer deutlicher. Rasmussen und Kollegen wiesen nach, dass Stress bei Mäusen die Anfälligkeit für Herpes-simplex-Infektionen erhöhte (Rasmussen, Marsh & Brill, 1957, S. 183). Bald wurden diese Zusammenhänge auch beim Menschen systematisch untersucht (Ader & Cohen, 1975). Dabei stellte sich bald heraus, dass sich bei chronischem Stress auch die Immunfaktoren verschlechterten, mehr Glukokortikoide ausgeschüttet wurden, die immunsuppressiv wirkten, Kortikosteroide hemmten die Aktivität der Lymphozyten und der Killerzellen. Dadurch stieg die Anfälligkeit für Infektionen, das Immunsystem konnte (biologische) Krankheitserreger nicht mehr genügend abwehren (Schubert, 2011, S. 116). Hingegen konnte eine optimistische Lebenseinstellung sogar bei HIV-positiven Patienten einen langsameren Krankheitsverlauf bewirken, während bei Patienten, die sich aufgegeben hatten, eine deutliche Verschlechterung eintrat (Milram, Richardson, Marks, Kemper & McCutchan, 2004). Auch ein hohes Selbstwertgefühl von Patienten ging nach einer Röteln-Infektion mit einer höheren Anzahl von Antikörpern einher (Morag, Morag, Reichenberg, Lerer & Yirmiya, 1999). Als weiterer wichtiger Faktor wurde der Einfluss einer hohen Selbstwirksamkeit-Überzeugung auf das Immunsystem und die Sterblichkeitsrate von HIV-Patienten festgestellt. Gute soziale Beziehungen zu Freunden und zur Familie wirken sich ebenfalls stimulierend auf die erworbene Immunität aus (Miyazaki et al., 2005). Positive Emotionen haben einen Einfluss auf die Heilung nach Operationen, und sie führen bei HIV-infizierten Männern auch zu einer geringeren Sterblichkeitsrate (Pressman & Cohen, 2005). Zufriedene Menschen haben ein um 13 % reduziertes Risiko, an einer Herzkrankheit zu erkranken als ihre unzufriedenen Vergleichspersonen (Boehm, Peterson, Kivimaki & Kubzansky, 2011a). Emotionale Vitalität und Optimismus, positives psychologisches Wohlbefinden ist mit einem geringeren Risiko für Herz-Kreislauf Erkrankungen assoziiert (Boehm, Peterson, Kivimaki & Kubzansky, 2011b). Negative Emotionen führen hingegen nicht nur zu einer schlechteren Immunreaktion, die Heilung von einem Schlaganfall ist bei Depressiven wesentlich schlechter im Vergleich zu Nichtdepressiven (McCarthy, Lyons, Powers & Bauer, 2013). Depressive haben oft hohe Entzündungswerte im Blut, die das Schlaganfallrisiko erhöhen.

Das psychische System ist die seelische, geistige, informationale Seite des Menschen. Gedanken sind Informationen, Gefühle sind Informationen über (Er-)Regungen, „somatische Marker“ (Damasio, 2000) des Körpers. Sie alle haben eine biologische Entsprechung, sie kommen in Form von elektrochemischen Signalen im Nervensystem des Menschen an, das die Informationen analysiert, filtert, nach Wichtigkeit sortiert, ablegt oder eliminiert. Das psychische Immunsystem arbeitet mit den Werkzeugen der Psyche, es bedient sich psychischer Konstruktionen, über die es Einfluss auf die somatischen Prozesse nimmt, unter anderem auch auf das biologische Immunsystem.

Brauchen wir überhaupt ein psychisches Immunsystem? Welches ist der Nutzen eines solchen Konzepts? Es gab in den letzten Jahren eine erfreuliche Menge an Publikationen zu protektiven und Resilienzfaktoren bei unterschiedlichen klinischen Störungsbildern, es gab Beiträge der Positiven und Gesundheitspsychologie zu den Faktoren eines gesunden, funktionierenden Schutzschilds der Seele. Jedoch hat keine dieser Publikationen eine zusammenfassende Gesamtschau der wichtigsten Faktoren dieses Schutzschilds geleistet. Dies soll hier nachgeholt werden.

Wie wichtig unser Verständnis des psychischen Immunsystems ist, zeigt sich daran, dass sich die modernen Arbeitsbedingungen in den letzten Jahren enorm verschärft haben, Arbeitszeitverdichtung, unsichere Teilzeitjobs oder Arbeitsverträge auf Zeit, verschlechterte Kündigungsbedingungen belasten die Arbeitnehmer zusehends. Die Unsicherheit auf dem Arbeitsmarkt hat während der Finanzkrise der letzten Jahre extrem zugenommen. Wie aktivieren wir den Schutzschild, wenn wir kritischen Lebensereignissen wie Arbeitsplatzverlust, Mobbing, Burnout oder Boreout gegenüberstehen? Auch vor intimen Beziehungen hat die Beschleunigung der Zeitzyklen nicht halt gemacht: Beziehungen und Ehen verdichten sich in ihren Anforderungen und Erwartungen, gleichzeitig ist die Erwartung an die Haltbarkeit einer Beziehungen wackliger geworden, das Vertrauen darin und der Wunsch, dass man mehrere Jahre (oder sogar ein Leben lang) zusammenbleiben könnte, haben abgenommen. Die vielen Partnervermittlungen, die in den letzten Jahren im Internet wie Pilze aus dem Boden sprießen, vermitteln die Illusion, jederzeit sei potenziell ein neuer (besserer) Partner verfügbar. Schnelle Trennungen, Scheidungen sind die Folge. Die Menschen sind schneller allein und einsam, als der Psychotherapeut erlaubt. Der Tod einer nahestehenden Person, eines Kindes oder Partners, lebensbedrohliche Krankheiten wie Krebs, Herz-Kreislauf-Erkrankungen, HIV usw. können sehr belastend sein. Plötzliche Armut oder eine (unverschuldete) Gefängnisstrafe können jeden treffen.

Dies ist der klassische Fall des Hiob, ein reicher Mann des Alten Testaments, der alles verloren hatte – Frau, Kind, Reichtum, Besitz, Gesundheit. Trotzdem gelang es ihm im Gespräch mit seinem Gott, seinem Verlust einen Sinn zu geben und es als Prüfung Gottes zu sehen. Diese kognitive Umstrukturierung half ihm, bei jedem neuen Verlust nicht aufzugeben und weiterzuleben, wie Ludwig Marcuse, der erste wahre Philosoph des Glücks, feststellte (Marcuse, 1949). Eine ähnliche Wandlung machte „Hans im Glück“ in dem berühmten gleichnamigen Märchen durch: Am Anfang trug er einen schweren Klumpen Gold mit sich, der ihn aber so sehr beschwerte, dass er ihn nach und nach gegen weniger gewichtige Sachen eintauschte und jedes Mal ein bisschen erleichterter und lebensfroher wurde (Marcuse, 1949). Auch eine Strategie des Psychoimmunsystems.

Durch die Erderwärmung und Umweltverschmutzung verschärfen sich unsere klimatischen Umweltbedingungen sehenden Auges. Wir sind zunehmend mit verschärften, unvorhersehbaren Klimabedingungen und Naturkatastrophen konfrontiert. Die Nachrichten überfluten uns mit Hiobsbotschaften, die Kriegs- und Todesmeldungen aus dem nahen und mittleren Orient oder der Ukraine berühren uns kaum noch, da wir sie schon so oft gehört und uns daran gewöhnt haben. Erdbeben, Tsunamis, Überschwemmungen, Taifune aus dem fernen Osten lassen uns kalt, wenn sie nicht wie der GAU im Atomkraftwerk von Fukushima auch unsere Lebenswelt berühren, Hurrikane, Wirbelstürme, aber auch extrem launenhafte Jahreszeiten gehören zur Tagesordnung. Diese Veränderungen erfordern von uns und den folgenden Generationen eine erhöhte Anpassungsleistung. Sie erfordern gewissermaßen ein alertes und agiles psychisches Immunsystem, das auf die erhöhten Herausforderungen reagiert.

Terroristische Anschläge und regionale Kriegsherde haben sich in den letzten Jahrzehnten sehr gehäuft und produzieren mit hoher Regelmäßigkeit psychische Traumata. Ein psychisches Trauma ist die „Entfremdung der verwundeten Seele vom Leben", ein Bruch der Menschlichkeit, der den menschlichen Kern zerstört, ein Einfrieren des Flusses der persönlichen Biografie (Schauer, Elbert & Neuner, 2005, S. 1). Warum werden manche Menschen leichter mit einem massiven Einbruch im eigenen Leben fertig als andere? Sicher ist das Darüber-Reden-Können ein sehr wichtiger psychoimmunologischer Faktor, wie viele Überlebende schwerer zwischenmenschlicher Traumata berichten. Elie Wiesel, Nobelpreisträger und Überlebender des Holocaust schreibt: „Wir müssen die Geschichte erzählen, so gut es nur geht. In Wahrheit habe ich das gelernt: Schweigen hilft nie dem Opfer, es hilft nur dem Täter … *Wenn ich schweige, vergifte ich meine Seele*" (Wiesel, 1996, Übers. des Autors). Ein Trauma ist Gift in der Seele, ein „Schnitt" in die Seele, eine „Wunde" der Seele, die vom psychischen Immunsystem abgeschirmt, verteidigt und geheilt werden muss. Emotionaler Schmerz verhält sich ähnlich wie physischer Schmerz: Wie man sich scheut, einen verletzten Fuß zu bewegen oder zu berühren, so vermeidet man es, den emotionalen Schmerz hervortreten zu lassen. Und doch kann auch im physischen Bereich manchmal das Aufschneiden einer Wunde die einzige Möglichkeit sein, sie neu und besser verheilen zu lassen.

Was ist für ein psychisches Immunsystem notwendig?

Wie anfangs festgestellt, haben psychische Störungen eher zugenommen und produzieren hohe individuelle und gesellschaftliche Folgekosten. Menschen neigen zu Störungen, wenn die Anforderungen die Bewältigungsfertigkeiten überschreiten. Der eine greift eher zur Flasche, der andere schlittert in seiner Vereinsamung in einen Wahn, eine dritte wird depressiv und wünscht sich, nicht mehr zu sein, eine andere rettet sich aus dem „Zu-Tode-betrübt" in ein „Himmelhochjauchzend"; Menschen neigen dazu, ihre psychische (und oft auch somatische) Gesundheit zu vernachlässigen und bis zum Umfallen zu arbeiten (in Japan spricht man von *karoshi*, dem Tod durch Arbeit), sich bis zum Zerreißen emotional zu engagieren. Soldaten kehren heim aus Kriegsgebieten, sie bringen zerstörerische Bilder von Tod und Grauen mit; Menschen erleben, wie ihre Liebsten in Erdbeben, Tsunamis, Überschwemmungen mit dem Tod ringen und dann auf erschütternde Weise zerquetscht, zerrissen und zerstört werden. Sie neigen dazu, diese Bilder und Gefühle einzukapseln und wegzusperren, ohne je wieder darüber zu sprechen. Und am schlimmsten von allen sind die Untaten, die Menschen anderen Menschen antun und oft tun sie es ihren nächsten Liebsten an. Wie überwinden einige Menschen diese persönlichen Katastrophen und stehen wieder auf? Welche Schutzmechanismen, welchen Schutzschild haben sie dagegen? Welches sind die Komponenten, aus denen unser psychologisches Immunsystem besteht und was kann dieses stärken? Das psychische Immunsystem ist wie eine Pflanze, die gebrochen wurde: An der gebrochenen Stelle sprießt irgendwann wieder ein neuer Sprössling heraus. Das Gleiche passiert auch im Nervensystem, wenn das Gehirn lernt oder umlernt: Es bilden sich neue dendritische Dornen, neue Synapsen entstehen, neue Netzwerke werden etabliert, das Denken wird in neue Bahnen gelenkt; der Kopf ist rund, damit er sich in alle Richtungen drehen kann (vgl. Abbildung 5). Wie das Gehirn sich stetig plastisch neu organisiert, so reorganisiert sich auch die Psyche dauernd neu.

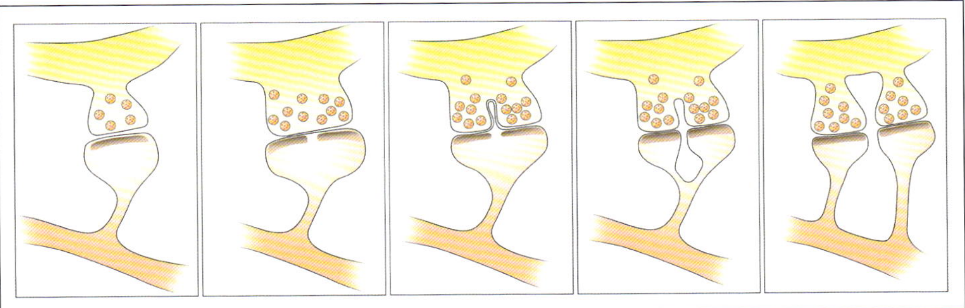

Abbildung 5: Aus eins mach zwei: Neues Lernen bzw. Umlernen führt zu einer Diversifizierung der Synapsen auch auf biologischer Ebene (© me·di·kom, Abdruck erfolgt mit Genehmigung).

Was ist für ein psychisches Immunsystem notwendig? Optimistischer Realitätssinn? Balancen zwischen widersprüchlichen Anforderungen? „Hardiness“ (bei Pflanzen die Fähigkeit, Wind und Wetter zu widerstehen), Lebensfähigkeit, Widerstandsfähigkeit, Resilienz, Robustheit? Wieso bringen wir uns nicht alle um oder begeben uns in die Scheinwelt des Rausches oder des Wahns oder verkriechen uns unter der Decke, wenn Schwierigkeiten im Leben auftreten? Viele Menschen tun genau das, aber ein Teil der Menschen erholt sich schnell wieder und packt die Probleme an. Ein anderer Teil sieht die Probleme als Herausforderung und lässt sich durch nichts entmutigen. Was ist bei diesem Teil der Menschen anders? Ist die Selbstheilung in ihrer Persönlichkeit begründet? In ihren Genen? In ihrer Erziehung? In den Umständen? Sind es gelernte „gute“ Emotionen, Selbstmotivation, Einfachheit, Optimismus, Intelligenz (auch emotionale und soziale Intelligenz), Verstehbarkeit des Lebens, Verständnis für das eigene Leben? Ein gesundes soziales Netzwerk, Beziehungen, Partnerschaft, eine gute Vernetzung? Spiritualität im weitesten Sinn? Selbst- und Emotionskontrolle, Selbstbelohnung, Selbstachtung, Fokussierung von Aufmerksamkeit und Bewusstheit, Achtsamkeit, „Flow“-Fähigkeit (Csikszentmihályi, 1990, 1997), Lernlust (Comenius, 1970)?

Um diese Fragen zu beantworten, wird das *Modell eines psychischen Immunsystems* vorgeschlagen, das folgende Hauptfaktoren umfasst: Resilienz, Ressourcen, Resistenz, Reifung, Reorganisation. Diese Faktoren umfassen die Haltungen, Strategien und Prozesse, die das psychische Immunsystem ausmachen:

- Der Bereich *Ressourcen* umfasst alles, was in einer Persönlichkeit an Kräften, Fähigkeiten und psychischen „Quellen" angelegt ist. Dazu gehören etwa psychoimmunologische Kompetenzen, der Kohärenzsinn bzw. die Fähigkeit zur Salutogenese, sich selbst immer wieder heil zu machen (Antonovsky & Franke, 1997), die Fähigkeit, Konsistenz, Kongruenz zwischen den eigenen Erwartungen und Bedürfnissen und der Realität herzustellen (Grawe, 2004), aber auch *Learned Ressourcefulness* (Rosenbaum, 1990; Rosenbaum & Ben-Ari, 1985), Optimismus (Seligman, 2005), die Fähigkeit zur Impulskontrolle, die Fähigkeit zum Selbstmanagement (Kanfer, Reinecker & Schmelzer, 2012) und zur Emotionsregulation (Gross, 2007), Selbstbelohnung (Hering, 2005), Selbstachtung (André & Lelord, 2000), Fokus der Aufmerksamkeit und Bewusstheit (Robbins, 1991), Achtsamkeit (Kabat-Zinn, 2009), „Flow"-Fähigkeit (Csikszentmihályi, 1990, 1997), Erfolgsorientierung, Handlungsorientierung, Extraversion, Problemlösefähigkeiten, Kontrollüberzeugungen, aber auch die Inhibition der Irritierbarkeit, Reizbarkeit, Nervosität. Ein „sozialer Sinn" mit der Fähigkeit zur Empathie, zur sozialen Kreativität und zur sozialen Mobilisierung sind ebenso Elemente des psychischen Immunsystems.
- *Resistenz* bezeichnet nicht nur die Fähigkeit des psychischen Immunsystems, psychische „Erreger" zu erkennen und zu neutralisieren und daraus genügend „Abwehrmechanismen" (Freud, 1964) zur Stärkung des Ich aufzubauen, um Krisen und (unbewusste) Konflikte zu erkennen und zu neutralisieren (ähnlich wie das somatische Immunsystem Viren erkennt und neutralisiert), sondern auch das Erkennen und Abwehren von jeglichen selbstschädigenden Anfechtungen und Anfeindungen.
- *Resilienz* bedeutet die Stärke, Zähigkeit und Widerstandsfähigkeit psychischer Kompetenzen, die Fähigkeit des psychischen Immunsystems, schwierigste Belastungen als Herausforderung zu erkennen und daraus gestärkt hervorzugehen. Resilienz ist – ähnlich wie Stress – ebenfalls ein Begriff, der seinen Ursprung in der Technikgeschichte hat: Er bezeichnete ursprünglich die Fähigkeit von Materialien, wie sie etwa beim Brückenbau benutzt werden, nach extremen Belastungen wieder in den ursprünglichen Zustand zurückzukehren ohne zu brechen oder größeren Schaden zu nehmen. Die *Golden Gate Bridge* in San Francisco muss extreme Belastungen durch Wind und Wetter standhalten, sie muss Stürmen und sogar Erdbeben standhalten und die Energie ausschwingen und dämpfen, die auf sie übertragen wird. Findige *Smartphone*-Hersteller bauen neuerdings „resiliente" Geräte, die biegsam sind und sich an die Körperformen anpassen, an denen sie getragen werden. Dank eines sehr dünnen, flexiblen OLED-Displays können sie ihre Form verändern und in den ursprünglichen Zustand zurückkehren, nachdem sie in verbogenem oder verdrehten Zustand waren. Resilienz ist wie die Fähigkeit eines Grashalms, sich im Sturm zu beugen, ganz flach und klein zu werden und nach dem Sturm wieder aufzurichten. So richten sich Menschen nach einem „Knick" in ihrem Leben, nach schweren, kritischen Lebensereignissen wieder auf. Sie ziehen sich gewissermaßen wie Münchhausen am eigenen Schopf aus dem Sumpf heraus. Dazu zählen etwa auch die Fähigkeit, selbstwirksam zu handeln (Bandura, 1997), *Hardiness*, d.h. eine Haltung von *Control, Commitment, Challenge* aufzubauen, und die Fähigkeit, sich soziale Unterstützung zu organisieren (Bartone, Hystad, Eid & Brevik, 2012; Delmas, 2007; Kobasa, Maddi, Puccetti & Zola, 1985; Kobasa & Puccetti, 1983), sowie die Fähigkeit zur Sinngebung und Umdeutung selbst nach lebensbedrohlichen Erlebnissen (Frankl, 1977).

- *Reifung* schlussendlich ist die kondensierte Summe aller Immunisierungen; es ist die Fähigkeit, *jedes* Ereignis des Lebens in einen verstehbaren, sinnvollen und handhabbaren Zusammenhang zu stellen, den widrigen Ereignissen des Lebens einen Sinn geben zu können und aus ihnen zu lernen. Die Fähigkeit, trotz Hindernissen und Rückschlägen *weiter zu machen* und sich gewissermaßen auf ein höheres Niveau der Bewältigungsmöglichkeiten zu entwickeln, ein gewisser „Wachstumssinn" also, der Krisen als Chance zur Persönlichkeitsentwicklung nutzt.
- Emergentes, übergeordnetes Regulativ ist die Fähigkeit der *Reorganisation* bzw. Selbstorganisation des psychischen Immunsystems. Über negative Rückkopplungen bleibt das System im Gleichgewicht eines stabilen Attraktors, aus dem es sich erst „herausschaukelt", wenn eine Anpassung nötig wird. Dadurch gelangt es auf ein anderes/höheres Niveau bzw. in den Sog eines neuen Attraktors. Dies passiert etwa, wenn sich ein schwer Depressiver verliebt: Die Depression ist wie weggeblasen. Vergleichbare Phänomene sind religiöse Bekehrungen, Erleuchtungen oder hypnotische Suggestionen im Therapiebereich: Ein Attraktor, der nicht mehr ausreichend Ressourcen für die Bewältigung der Lebensanforderungen liefert, wird zugunsten eines neuen Levels des psychischen Immunsystems aufgegeben. Diese Regulation und Reorganisation des psychischen Immunsystems gehorcht den sogenannten „Generischen Prinzipien" (Rufer, 2012; Schiepek, Eckert & Kravanja, 2013), die eine Entwicklung aus einer krisenhaften Situation zu einem besseren, adaptiven Attraktor ermöglichen.

Während die ersten beiden Dimensionen (Ressourcen und Resistenzen) als horizontal angelegt und quantitativ erweiterbar vorgestellt werden können (etwa in der Anzahl von „psychischen Abwehrzellen" oder „Antikörpern"), beziehen sich die beiden letzten (Resilienz und Reifung) auf eine vertikale, qualitative Potenzialität zu einem höheren Niveau hin.

Treibende Kraft ist eine zwischendimensionale Dynamik der Selbstorganisation, die durch negative Rückkopplungsschleifen die Stabilität von Attraktoren immer wieder in Frage stellt, so dass sich eine mehrdimensionale Potenziallandschaft ergibt, in dem bio-psychosoziale Immunisierungen den *state of mind*, den Geisteszustand bestimmen, in dem jemand gerade ist (vgl. Abbildung 6). Durch negative Rückkopplungen korrigiert sich das psychische Immunsystem laufend selbst, manchmal gelingen die Anpassungen, manchmal misslingen sie auch, im ersten Fall erreicht das System jedoch möglicherweise eine neue Stabilität in einem neuen Attraktor.

Bei Störungen der horizontalen, „basalen" Dimensionen werden die vertikalen, „höheren" gar nicht mehr erfahrbar. Im Falle einer schweren „Devitalisierung" müssen entsprechend erst die basalen wieder aufgebaut werden. Sie sind die Voraussetzung für Vertikalität.

Das psychische Immunsystem beginnt mit vielen unbewussten Verteidigungsprozessen und Schutzmechanismen, die sich Ressourcen nutzbar machen und Resistenzen aufbauen, so dass sie eine Vielzahl von Attacken auf das Ich automatisch abwehren. Es setzt sich fort mit Bewusstseinszuständen, die das Dopaminsystem aktivieren, wie es etwa beim Flow-Erleben geschieht, welches für das erfolgreiche Erlernen neuer Bewältigungsstrategien, das Erleben von positiven Zuständen und das Empfinden von Belohnung eminent wichtig ist (vgl. Abbildung 7).

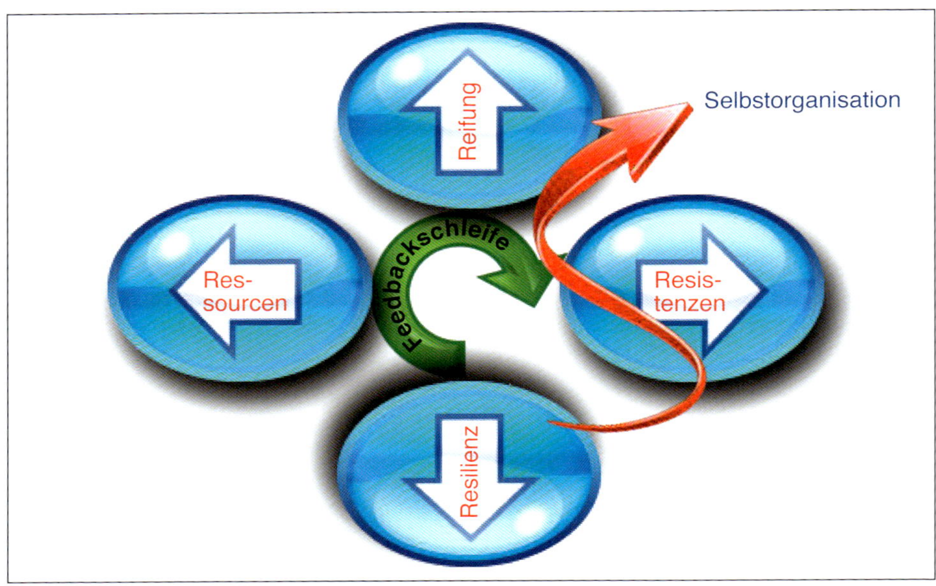

Abbildung 6: Die horizontalen Dimensionen Ressourcen und Resistenzen und die vertikalen Dimensionen Resilienz und Reifung, die sich durch Feedbackschleifen gegenseitig befruchten. Angetrieben wird das System von dem Motor Selbstorganisation.

Im *default mode network* (Raichle et al., 2001) werden möglicherweise psychische Immunisierungsfertigkeiten bereitgestellt, die übergeordneten *states of mind* zugeführt werden, die den generischen Prinzipien gehorchen. Es entsteht ein neues, komplexeres *default mode network*, das erhöhte spontane Bewältigungsmöglichkeiten in sich birgt. Auf der sozialen Ebene gilt das Gleiche: Die „Standardvernetzung" strebt zu komplexeren Netzwerken auf mehreren Ebenen, die in Interaktionsmatrizen erfasst und analysiert werden können. Eine Interaktionsmatrix visualisiert die Dynamik der Beziehungen (oder Konflikte, oder Anforderungen) in einer Gruppe, indem sie etwa Unterschiede in der Eigen- und Fremdwahrnehmung veranschaulicht.

Auf der Ebene der Interventionen werden Übungen zur Stärkung des psychischen Immunsystems vorgestellt, die von der Lebenskunst handeln, „mit sich selbst befreundet zu sein" (Schmid, 2004). Konkret geht es um die Aktivierung von Selbstheilungskräften, um Strategien des „Wiedergewinns der Lebenskunst" nach kritischen, belastenden, traumatisierenden Ereignissen, um Fähigkeiten der Selbstoffenbarung (Menschen, die sich öffnen können, verarbeiten seelischen Schmerz oft leichter), der Sinngebung, der Ressourcengenerierung und -aktivierung, um Stärkung der Resistenzen, um Aufbau von Resilienz und nicht zuletzt um (posttraumatische) Reifung.

Eine zukünftige Psychotherapie müsste sich verstärkt schulenübergreifend um die Stärkung des psychischen Immunsystems bemühen. Sie müsste psychoimmunisierende therapeutische Grundkompetenzen vermitteln, wie etwa Strategien der präventiven Immunisierung gegen kritische Lebensereignisse, der schnellen Generierung von psychischen

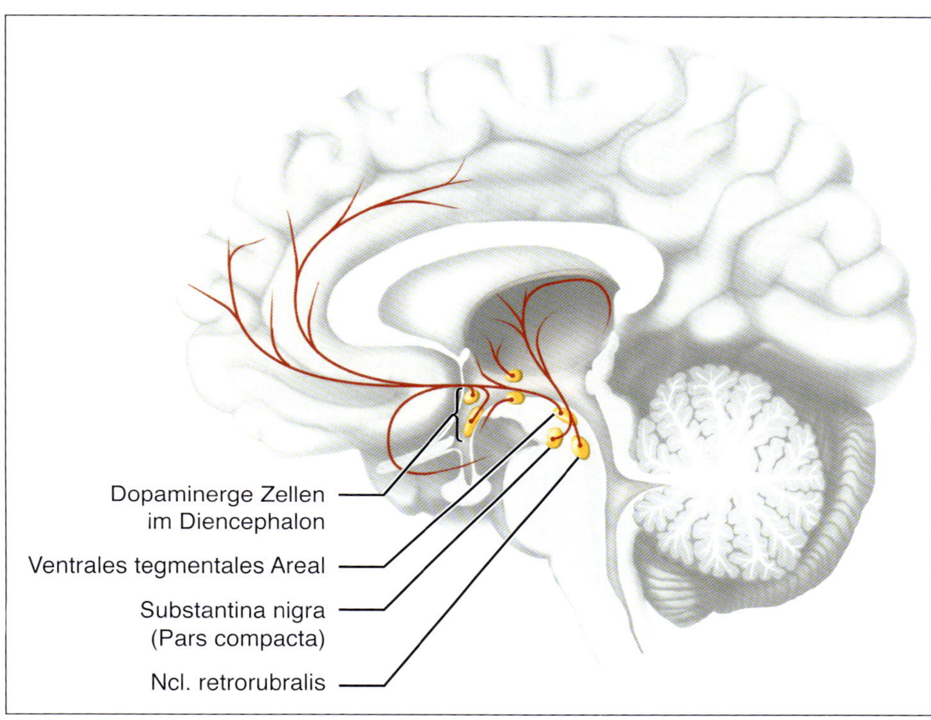

Abbildung 7: Das Dopaminsystem mit Generatoren in mesostriatalen und mesolimbischen Arealen des Hirnstamms, die vor allem in frontale und orbitofrontale Areale projizieren (© me·di·kom, Abdruck erfolgt mit Genehmigung).

Antikörpern (Selbstwirksamkeit, Achtsamkeit, Regenerierung von Ressourcen, Reetablierung der Eigenliebe, Lebensfreude usw.). Selbstheilende Haltungen (Selbstreflexion, Mentalisierungs-, Emotionsregulationsfertigkeiten, Fokussierung, Ressourcenaktivierung, Ziel- und Handlungsorientierung, Ausbalancierung, soziale Kompetenz, Kommunikationskompetenz, die Fähigkeit, die Regie im eigenen Leben zu übernehmen, das eigene Drehbuch neu zu schreiben) müssten gefestigt werden.

2 Komponenten der psychischen Immunprotektion

Gesundheit ist dasjenige Maß an Krankheit,
das es mir noch erlaubt,
meinen wesentlichen Beschäftigungen
nachzugehen.
Friedrich Nietzsche

Die körperliche Immunabwehr setzt eine Reihe von Mechanismen frei, die jede Bedrohung für das System Körper ausfindig machen und nach Möglichkeit eliminieren. Ist die Eliminierung nicht möglich, sucht das Abwehrsystem nach Möglichkeiten, die Bedrohung einzugrenzen und mit ihr zu leben. Ähnlich tut es die psychische Immunabwehr: Bedrohungen des psychischen Systems werden erkannt und nach Möglichkeit ausgemerzt. Ist dies nicht möglich, wird die Bedrohung (z. B. ein psychisches Trauma) eingekapselt und ausgelagert (Dissoziation). Die psychische Immunprotektion baut aus vorhandenen Ressourcen einen Schutzschirm der Seele auf, der diese gegen innere und äußere Anfechtungen und Anfeindungen schützt.

Die Flexibilisierung der Arbeitswelt, die Auflösungserscheinungen der Kernfamilie und die Virtualisierung der sozialen und intimen Beziehungen haben dem modernen Menschen viele Sicherheiten entzogen und erfordern vielseitige Anpassungsleistungen, liefern uns neuen, unbekannten Anforderungen und Anfeindungen aus. Die psychische Immunabwehr ist quasi das Verteidungs- und Innenministerium der Psyche mit Armee, Polizei und Geheimdienst. Wenn wir annehmen, die Psyche sei das Gesamt- oder Metasystem der Seele, des Gemüts, des Geistes, ein komplexes, dynamisches System von Gemütserregungen und Geistesregungen, dann ist das psychische Immunsystem ein Subsystem der Psyche, das für die Verteidigung zuständig ist.

Schematisch setzt sich das psychische Immunsystem wie in Abbildung 8 dargestellt zusammen.

Psychische Immunprotektion bedeutet, die überfordernden, psychotoxischen selbstwertschädigenden Einflüsse des Lebens, der Umwelt, der Mitmenschen zu identifizieren, zu neutralisieren und/oder in selbstwertdienliche Ereignisse umzuwandeln. Dafür steht dem psychischen Immunsystem eine Reihe von kognitiven, emotionalen und motivationalen Ressourcen zur Verfügung. Wichtig sind vor allem Grundkompetenzen und Grundhaltungen, die Selbstachtung und psychische Immunität wiederherstellen. Aus diesen erwachsen Resistenzen, Widerstandsfähigkeit und Resilienz, die Fähigkeit, sich nach erschöpfenden, entmutigenden, devitalisierenden, verletzenden Ereignissen wieder aufzurichten und dies führt letztlich zu einer Reifung des psychischen Immunsystems.

Was das psychische Immunsystem nicht ist: Es ist nicht ein stoisches System der Gleichgültigmachung gegenüber Schicksalsschlägen, es ist auch kein System der Gefühllosmachung nach traumatischen Ereignissen und es ist kein System des Supermenschentum im Sinne von Unverwundbarmachung.

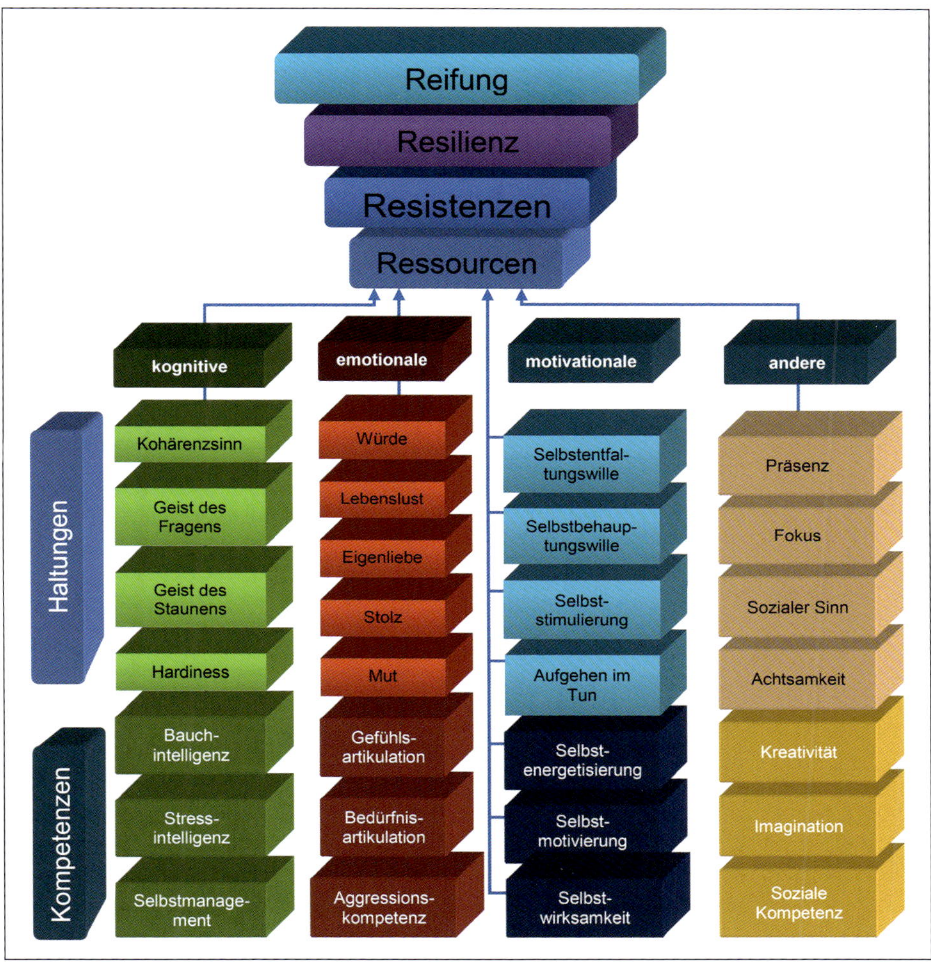

Abbildung 8: Komponenten des psychischen Immunsystems: Aus kognitiven, emotionalen und motivationalen Ressourcen erwachsen Resistenz, Resilienz und Reifung.

Begriffsklärung: Psychisches Immunsystem

Es ist schlicht ein System von Fähigkeiten und Haltungen, die helfen, in einer sich stetig wandelnden Welt (nichts ist so beständig wie der Wandel, wie schon Heraklit sagte) mit Schicksalsschlägen, Traumatisierungen, kritischen Lebensereignissen umzugehen. Es ist ein System von Kräften oder Kraftquellen, die sich zu wichtigen Ressourcen, Resistenzen, zu Resilienz und Reifung aufschichten, die der Revitalisierung und Regenerierung dienen.

Das Wappentier des psychischen Immunsystems aus der biologischen Welt könnte wohl das Bärtierchen sein, ein äußerst anpassungsfähiges kleines Geschöpf, das schon eine Weile länger auf der Erde weilt als der Homo sapiens (vgl. Abbildung 9). Dieses durchscheinende Tierchen mit acht Beinen der Gattung *tardi-grada*, „Langsamgeher", das bis zu einem Millimeter groß wird, lebt bevorzugt im Moos, aber auch in fast allen feuchten Biotopen der Erde. Die „Langsamgeher" haben einen Schutzpanzer und Stacheln, die sie gut schützen. Sie können sehr gut mit Extremereignissen umgehen: sie überleben, auch wenn ihre Lebensbedingungen sich extrem verschlechtern, wenn etwa lange Trockenperioden vorherrschen und andere Lebewesen längst abgewandert oder ausgestorben sind, versetzten sie sich in „Kryptobiose", einen Zustand zwischen Leben und Tod (Schmidt & Frenz, 2010, S. 83), eine Art Trockenstarre, bei der sie den Stoffwechsel beinah völlig stoppen können. Ihr Wassergehalt sinkt auf etwa 3 %, sie bilden eine Art selbstgemachte Schutzhülle um sich herum und überleben in diesem Zustand Aufenthalte in 100-prozentigem Alkohol, in kochender Flüssigkeit mit mehr als 150 °C, in gefrorenem Zustand, in flüssigem Helium bei –270 °C, bei völligem O_2-Entzug, in Vakuumbedingungen und unter hohen Strahlenbelastungen.

Sie können also durchaus auch längere Zeiten im Weltall überleben. Wenn sie dann wieder auf Wasser und Sauerstoff treffen, erwachen sie wie durch ein Wunder wieder zum Leben. Damit hat *Macrobiotus sapiens* gute Chancen, *Homo sapiens* zu überleben. Davon abgesehen sind sie auch jetzt schon eine der wenigen Lebensformen der Erde, die wohl wesentlich häufiger als der Mensch vorkommt. Sie leben in fast jedem Biotop der Erde, von der Wüste bis zu Tiefseegräben und heißen Quellen. Und nicht nur die äußerst entwickelte Anpassungsfähigkeit und Resistenz gegenüber allen nur möglichen Umweltbedingungen können wir von ihnen lernen, sondern sicherlich auch die Langsamkeit als Überlebensstrategie.

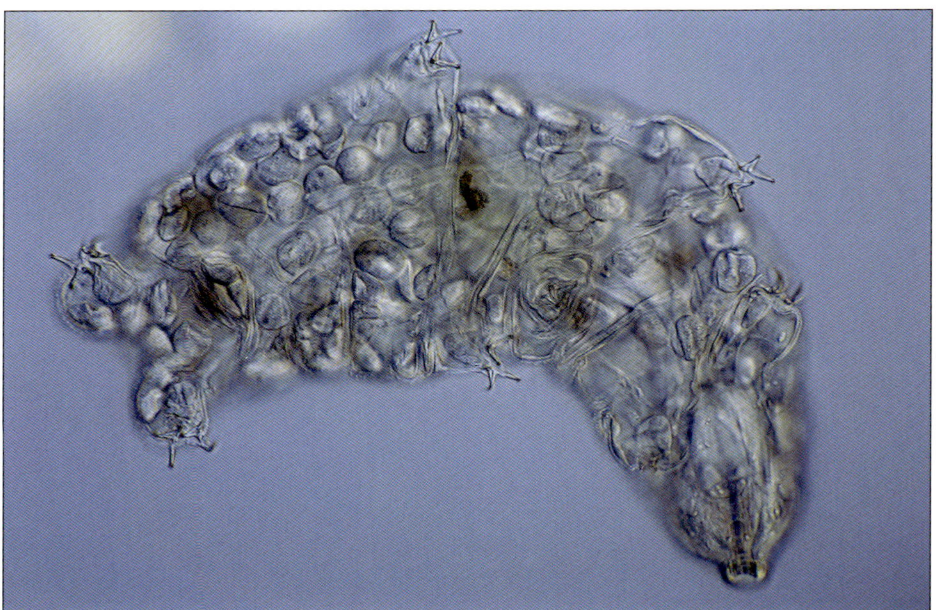

Abbildung 9: Das Bärtierchen, ein äußerst anpassungs- und überlebensfähiges Lebewesen der Mikrowelt (© Frank Fox, www.mikro-foto.de).

2.1 Psychotoxine

C'est la force et la liberté
qui font les excellentes hommes.
La faiblesse et l'esclavage n'ont
jamais fait que des méchants.
Jean-Jacques Rousseau

Wir haben im vorigen Abschnitt gesehen, dass die Säulen des psychischen Immunsystems die 4 „R"s sind, die es stützen und aufrechterhalten: Die psychischen Ressourcen, das Aufbauen von Resistenzen gegen Anfeindungen und Angriffe des Systems, die Entwicklung von Resilienz und letzten Endes das Wachsen oder Reifen an Erfahrungen (vgl. Abbildung 10).

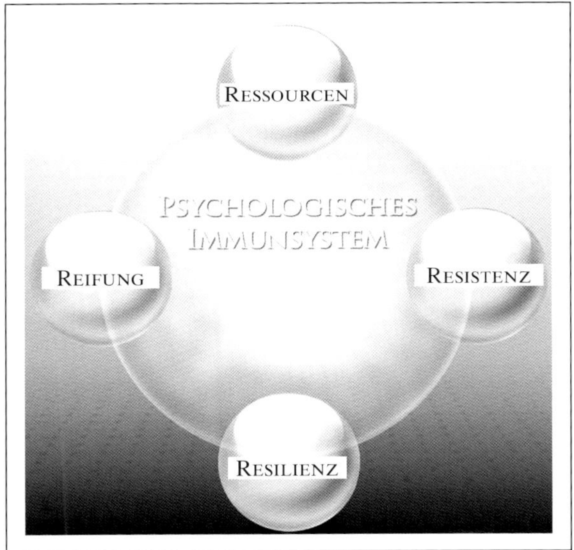

Abbildung 10: Die 4R-Säulen des psychischen Immunsystems (© me·di·kom, Abdruck erfolgt mit Genehmigung).

„Gift für die Seele" ist alles, was der Seele schadet. Heilend ist hingegen alles, was der Seele gut tut. Ein Gift in der richtigen Dosis kann durchaus heilend wirken, auch wenn es vordergründig schadet. So kann sich ein Schlangengift in der Dosis eines Bisses als sehr schädigend erweisen, während die genaue Dosis bestimmter Elemente daraus sich als sehr heilbringend bei spezifischen Krankheiten herausstellt. Französische Forscher haben aus dem Gift der Schwarzen Mamba eine Stoffklasse isoliert, die Schmerzen so wirksam wie Morphium lindern kann. Sie nannten diese Eiweißmoleküle *Mambalgine*, diese verschließen die säureempfindlichen Ionenkanäle, die für die Schmerzweiterleitung zuständig sind (Diochot et al., 2012).

Eines der auffälligsten Psychotoxine ist sicher das vegetative Hyperarousal, das sich durch viele Störungsbilder in Form einer generell schnellen Gereiztheit und Widerwillen, Nervosität, Hyperaktivität, Hypervigilanz usw. zieht. Dies entspricht physiologisch oft einem dauerhaft erhöhten Sympathikotonus und Hypercortisolismus oder im Falle einer chronischen Posttraumatischen Belastungsstörung einem Hypocortisolismus, der auf die erhöhte Sensitivität der Cortisolrezeptoren zurückzuführen ist (Yehuda & Seckl, 2011). Jeder bringt seinen eigenen psychischen Code mit, diesen zu entschlüsseln ist eine lebenslange Aufgabe. Schon ein erhöhter Cortisollevel im Mutterleib macht die Kinder später anfälliger für Ängste, Depressionen, Hyperaktivität und Lernstörungen. War die Mutter auch alkohol- oder drogenabhängig, sind weitere Schädigungen des ungeborenen Kindes möglich.

Die ersten Psychotoxine können schon sehr früh im Lebenslauf auftreten. In der einschlägigen Fachliteratur werden diese frühen aversiven Kindheitserfahrungen (in der Literatur als „aversive childhood experiences“ bekannt) wie emotionale oder körperliche Vernachlässigung, emotionaler Missbrauch, Misshandlungen, sexueller Missbrauch als bahnend für viele späteren psychischen Störungen thematisiert. René A. Spitz, der sich mit der Psychologie des Säuglingsalters befasste, kam zu dem Schluss, dass Vernachlässigung im frühen Kindesalter zu gravierenden Folgen für das Kleinkind führen kann, bis hin zum Tod des Kindes (Spitz & Theusner-Stampa, 2005). Kinder wie die aus dem rumänischen Cighid, die am Ende der Ceausescu-Diktatur in psychisch und physisch arg vernachlässigtem Zustand vorgefunden wurden, wiesen das Deprivationssyndrom oder Hospitalismus aus. Viele starben im Heim, einige der Überlebenden hatten die Folgen der Vernachlässigung auch 20 Jahre nach dem Ende der Diktatur noch nicht überwunden. Die mangelnde Versorgung oder lieblose Behandlung hatten bei einigen Kindern zum Tod geführt, andere blieben mit nachhaltigen psychischen Schädigungen, seelischer Retardierung und einem niedrigen IQ zurück. Der psychische Code der Vernachlässigung, des Nichts-wert-seins hatte sich tief in ihre Seelen eingebrannt und war noch Jahrzehnte später psychotoxisch wirksam.

Ebenfalls psychotoxisch wirkt sich die verminderte Fähigkeit, die eigenen Gefühle wahrzunehmen und auszuagieren aus, die Abwehr der eigenen Gefühle, verminderter Antrieb, verminderte Motivation und Kreativität, Selbstzweifel und Grübeln, wie sie bei Burnout, Depressionen und posttraumatischen Belastungsfolgen vorkommen. Ebenso gehören jegliche selbstschädigenden Gedanken („Alle sind gegen mich, sie lehnen mich alle ab, ich tauge nichts, bin zu nichts nutze usw.“), Gefühle („Ich fühle mich zu Tode betrübt“, „Ich habe keinen Lebenswillen mehr“, „Ich bin nur noch in einem tiefen Loch“) und Handlungen (Suizidversuche, Selbstverletzungen wie in den Arm schneiden, verbrühen) dazu. Diese Psychotoxine entstehen, wenn die Seele in Dysbalance gerät. Sie werden vom psychischen Immunsystem nach Möglichkeit abgewehrt, sofern dieses über die nötigen Voraussetzungen dafür verfügt. Ängste, perfektionistische Zwänge und Kontrollüberzeugungen, Wahnvorstellungen sind Psychotoxine, ebenso wie ungelöste Konflikte, Traumatisierungen, Verletzungen der psychischen Unversehrtheit in jeglicher Form, nicht äußerbare Gefühle, nicht erfüllbare Bedürfnisse, Fokussierungen und Fixierungen auf Probleme, Energetisierung von Problemen mit Gefühlen, Festhalten an Problemen und selbstwertschädigenden Überzeugungen. Die Psyche ist im Laufe eines Menschenlebens einem „See von psychischen Giften“ ausgesetzt und dennoch gelingt es den meisten, diese Gifte zu ertragen, umzuleiten oder zu neutralisieren.

Klassischerweise wirkt sich ein psychisches Trauma sehr psychotoxisch aus. Was genau ist ein Trauma? Die World Health Organization (WHO) definert im ICD-10 „ein belastendes Ereignis oder eine Situation außergewöhnlicher Bedrohung oder katastrophenartigen Ausmaßes (kurz oder langanhaltend), die bei fast jedem eine tiefe Verzweiflung hervorrufen würde“, als ein Trauma (Dilling, Mombour, Schmidt & WHO, 2008, S. 183). Im amerikanischen Sprachraum versteht man unter einem Trauma einen Zustand extremer

Angst und Hilflosigkeit, in dem die Verarbeitungsmöglichkeiten des Individuums überfordert sind. Im DSM-IV, dem amerikanischen Pendant zum ICD-10, das von der American Psychiatric Association herausgegeben wird, werden potenzielle oder reale Todesbedrohungen, ernsthafte Verletzung oder eine Bedrohung der körperlichen Unversehrtheit bei sich oder bei anderen, auf die mit intensiver Furcht, Hilflosigkeit oder Entsetzen reagiert wird, als traumaauslösend beschrieben (Saß, Wittchen, Zandig & APA, 2001). Im „Lehrbuch der Psychotraumatologie" (Fischer & Riedesser, 2009) wird ein vitales Diskrepanzerlebnis zwischen bedrohlichen Situationsfaktoren und den individuellen Bewältigungsmöglichkeiten, das mit Gefühlen von Hilflosigkeit und schutzloser Preisgabe einhergeht, als entscheidend für die Entstehung eines psychischen Traumas angesehen. Das psychische Immunsystem wird mit der Flut von Psychotoxinen nicht mehr fertig.

Die Arbeitsbedingungen des frühen 21. Jahrhunderts verlangen den Menschen viel ab. Sie zwingen die Arbeitenden (wie im frühen Kapitalismus oder im Feudalismus) zu Höchstleistungen, ob sie wollen oder können, bleibt zweitrangig. Hinzu kommt in deutschsprachigen Gebieten eine Erziehung zum Perfektionismus, in Japan und China und etlichen südostasiatischen Ländern zum Aufopfern für die Gemeinschaft, in Amerika zum zwanghaften Optimismus und „Gut-drauf-sein". Diese Psychoviren sind tief in den Seelen der Menschen angelegt, sie schwächen das psychische Immunsystem der Menschen und halten sie fest in einer roboterhaften Abhängigkeit.

Burnout, seelische Erschöpfung, ist eine immer häufigere Folge dieser Entwicklung. Burnout ist ein *terminus technicus* aus der Welt der Motorrad- und Autorennfahrer, wo es das „Ausbrennen" der Reifen bei maximalem Gas und gleichzeitig angehaltener Bremse bezeichnet. Die Reifen beginnen zu qualmen und manchmal auch zu brennen, während das Gefährt auf der Stelle steht. Burnout trifft nach Freudenberger und North (1994) besonders Menschen, die sehr aktiv und engagiert in ihrer Leidenschaft aufgehen, Lehrer, die in ihrem Beruf alles geben, Wissenschaftler, Kreative, Politiker, die für ihre Überzeugung und ihre „Sache" brennen, alle therapeutisch Tätigen, aber auch Mütter, Väter, die alles tun, um ihrem Nachwuchs ein gutes Leben zu ermöglichen. Wenn die Anerkennung dieser Bemühungen ausbleibt oder sogar mit Hohn und Häme darauf reagiert wird, geraten die Betroffenen in einen Zustand innerer Leere und empfinden ihre Tätigkeit als immer sinnloser, sie werden von der sich ständig wiederholenden Frustration gelähmt und desillusioniert. Sie schwanken zwischen noch mehr Engagement, noch mehr Leistung, sie machen noch mehr Überstunden, noch weniger Pausen, nehmen die Arbeit mit nach Hause, mit ins Ehebett, mit an den Frühstückstisch. Sie trinken tagsüber noch mehr Kaffee und vertiefen ihr Magengeschwür abends mit Alkohol, sie nehmen noch mehr Schlaftabletten beim Zubettgehen, um die innere Unruhe niederzuknüppeln. Die Sexualität, ein wichtiger Schutzfaktor, leidet ebenso wie die Kommunikation mit dem Partner oder der Familie. Manche greifen auch zu härteren Drogen, die Negativspirale dreht sich immer weiter, bis nichts mehr geht. Psychosomatische Beschwerden stellen sich ein, Durchfall, Verstopfungen, Magengeschwüre, Rücken-, Kopf- und andere Schmerzen, Schlafstörungen, vegetative Unruhe und Agitiertheit, hohe Reizbarkeit, Nervosität, Aggressivität.

Das Ausbrennen ist beim Menschen – anders als bei den Motorradreifen – kein sehr kurzlebiger Prozess, sondern kommt schleichend, in der Regel über einen längeren Zeitraum hinweg. Es ist eher mit dem Bild eines Baumes vergleichbar, in den ein Blitz eingeschlagen hat und der langsam vor sich hin verkohlt.

Arbeitsunfähigkeit ist in der Regel psychotoxisch: Sie führt zu „psychischer Schlappheit“ (kein Antrieb, keine Motivation) bei gleichzeitiger psychischer Anspannung (Das „Gleichzeitig-bremsen-und-Gas-geben-Syndrom“, Burnout), Schuldgefühlen und Versagensängsten. Konflikte im privaten oder beruflichen Umfeld schwächen das psychische Immunsystem weiter. Leistungsdruck löscht die Lust am Entdecken.

In Japan wurde der Begriff *karoshi* („Tod durch Arbeit“) begründet, der die Neigung der Menschen beschrieb, buchstäblich bis zum Umfallen am Arbeitsplatz zu arbeiten. Das psychische Immunsystem ist mit einem Viruscode infiziert: „Ich will lieber tot umfallen, als Schande zu erleben“. Der Tod tritt meist durch einen Herzinfarkt oder Schlaganfall ein.

Bei Ehepartnern, die lange zusammengelebt haben, ist nach dem Versterben des Partners ein ähnlicher Psychovirus aktiv: „Ich will lieber tot sein, als allein weiterzuleben. Gary Bruno Schmid untersuchte psychogene Todesfälle und Selbstheilungen und bewertete sie kritisch (Schmid, 2010a, 2010b). Psychische Glaubenssätze, Überzeugungen sind sehr mächtig: sie können zu tiefen Depressionen und zum Tod führen, aber auch Selbstheilung bewirken. Im Voodoo oder in Tabu-Sprechungen ist ein ähnlicher psychischer Virus aktiv, der bis zum Tod führen kann.

In Japan wie in der westlichen Welt hat diese Fülle an Psychotoxinen, denen wir ausgesetzt sind, ein Reparatursystem aus Psychotherapeuten, Psychologen und Psychiatern (und manchmal auch Philosophen), Reha-Kliniken, Beratern jeglicher Couleur und anderen, weniger seriösen Angeboten heraufbeschworen, das versucht, diese Entwicklung aufzufangen.

Roy Baumeister führte das Konzept der *Ego depletion* (Baumeister, Bratslavsky, Muraven & Tice, 1998) ein, ein Sich-Verbrauchen der Ich-Energie. Die Energie des Ich ist endlich und kann sich ähnlich wie die Kraft eines Muskels erschöpfen, sie kann aber auch wie dieser wieder aufgebaut werden. Eine Bestätigung dieser These erfuhr Deutschland in den ersten Jahren des neuen Jahrtausends durch die „1-Euro-Jobs“, wo Sozialhilfeempfänger eine gemeinnützige Aktivität ausführen durften, für die sie einen geringen Bonus (1 € pro Stunde) zusätzlich zur Sozialhilfe kriegten. Die Kombination aus Anerkennung durch die Gemeinschaft und materieller – wenn auch geringfügiger – Belohnung führt bei diesen Menschen zu mehr Spaß bei der Arbeit, einer wesentlich höheren Lebenszufriedenheit, zu einem höheren Selbstbewusstsein, mehr Motivation, Flexibilität und verbesserter aktiver und passiver Kritikfähigkeit, als bei denjenigen, die keine tagesstrukturierende Aktivität ausüben, wie eine Pro-Regio-Studie von 2010 zeigt. Auch geben 77 % der Befragten an: „Auf neue berufliche Herausforderungen freue ich mich“. Die Ich-Tanks waren wieder voll.

2.2 Immunintelligenz

Da es sehr förderlich für die Gesundheit ist,
habe ich beschlossen, glücklich zu sein.
Voltaire

Howard Gardner erwähnt in seinem Buch *Frames of Mind – The Theory of Multiple Intelligences* (Gardner, 1983) eine linguistische, musikalische, logisch-mathematische, räumliche, körperlich-kinästhetische Intelligenz und eine Restkategorie der persönlichen Intelligenzen. In der Zwischenzeit wurden noch weitere Intelligenzen definiert, Goleman machte die „Emotionale Intelligenz" populär (Goleman, 2011), die früher schon in ähnlicher Form von Edward Thorndike und David Wechsler als „Soziale Intelligenz" bezeichnet wurde.

Ich schlage hier noch eine sehr wichtige Form einer übergeordneten Intelligenz vor, die ich im Folgenden „Immunintelligenz" nenne, die Klugheit des psychischen Immunsystems. Der Mensch lebt immer in einem bestimmten Modus, in einem Seinszustand, in einem Geistes- und Gemütszustand. Der Modus des Tuns oder Aufgehens im Tun ist ein wichtiger Modus, ebenso wie der Modus der Muße, des Ausruhens vom Tun und Nachdenkens. Der Modus des Fühlens ist ebenso wichtig wie der Modus des Ausruhens vom Fühlen. Ein Zorn, der immer gefühlt werden muss, wird unscharf, eine Liebe, die immer gefühlt werden muss, wird zur Floskel, ein Glück, das immer da sein soll, zur Farce, eine unvergängliche Trauer zur Stumpfheit. Jedes Gefühl, jeder Gedanke, jede Handlung bedarf auch eines Ausgleichs, eines Nichtfühlens, Nichtdenkens und Nichthandelns. Psychische Störungen haben oft ein Zuviel oder Zuwenig an Gefühlen, an Gedanken, an Impulsen, an Bewusstheit, an Handlungsoptionen. Das psychische Immunsystem stellt die Balance zwischen Zuviel und Zuwenig wieder her.

Begriffsklärung: Immunintelligenz

- Psychische Immunintelligenz bedeutet, selbst zu entscheiden, in welchen Modus man geht, für welchen Zustand man Energie aufwenden möchte. Es ist eine sich selbst organisierende Metaintelligenz, die entscheidet, wann etwas zu wenig oder zu viel ist, die diese Dysbalance ausgleicht und die Energie in schöpferische, selbstwertdienliche Aktionen, Gedanken und Emotionen umleitet.
- Immunintelligenz ist die Fähigkeit zur Selbststeuerung der Gefühle, der Affekte, Emotionen und Stimmungen. Sie bedeutet Selbststeuerung der Motivation und des Antriebs, Selbstmotivierung in schwierigen Situationen.
- Immunintelligenz bedeutet, sich nicht als Opfer der Umstände zu verstehen, sondern jede Krise als Chance zu verstehen, daraus zu lernen, wiederaufzustehen und ein grundlegendes Muster seines Lebens zu verändern.

Ein wichtiger Hebel beim gesunden Menschen ist, die Balance seiner Neurotransmitter zu erhalten: So kann durch Selbstregulation der Stimmung der Serotoninspiegel in einer engmaschigen Feedbackschleife mit der subjektiven Empfindung ausbalanciert werden, mit der Selbstregulation der Freude wird der Dopaminspiegel geregelt und mit der Herauf- oder Herabregulierung der Motivation und des Antriebs wird Noradrenalin gesteuert. Mit der Häufigkeit der Sexualität und der Fixierung darauf kann die Ausschüttung der Sexualhormone beeinflusst werden, mit Fastenzeiten („Heilfasten") das Erleben des Hungergefühls sowie mit Emotionsregulation im weitesten Sinn *(Anger management)* die Ausschüttung der Stresshormone usw. Ist beispielsweise jemand sehr schnell ärgerlich, so überflutet er mit jeder Ärgeräußerung seinen Körper mit Stresshormonen, ist jemand sehr nahe am Wasser gebaut, ebenso. Die Selbstregulation ist ein großer Hebel des psychischen Immunsystems.

Immunintelligenz bedeutet also nicht weniger als das Krankmachende in Heilsames umzuwandeln: Nicht wir sind Opfer unserer Neurobiologie, unserer Neurotransmitter und Hormone, deren Ausschüttung unsere Gefühle, Empfindungen und unseren Antrieb fast zeitgleich begleiten, sondern wir steuern selbst unsere biologischen Systeme, unsere Neurotransmitter und Hormone. Immunintelligenz ist die Fähigkeit zur Selbststeuerung der Gefühle, der Affekte, Emotionen und Stimmungen, wie weiter unten noch erläutert wird. Sie bedeutet Selbststeuerung der Motivation und des Antriebs, Selbstmotivierung in schwierigen Situationen. Dies ist schwieriger, als es sich anhört: Unsere biologischen Systeme eilen unserer bewussten Wahrnehmung und Entscheidung in der Regel um einige hundert Millisekunden voraus (Bode, Bogler & Haynes, 2013; Kotz, Kalberlah, Bahlmann, Friederici & Haynes, 2013; Libet, 2005; Soon, He, Bode & Haynes, 2013). Erst die bewusste Herbeiführung von Umständen, die der Entstehung positiver Gefühle, Stimmungen oder Motivation förderlich sind, kann als immunintelligent gelten.

Immunintelligenz bedeutet, sich nicht als Opfer der Umstände zu verstehen, sondern jede Krise als Chance zu verstehen, daraus zu lernen, wiederaufzustehen und ein grundlegendes Muster seines Lebens zu verändern. Dann geht man mit einem gestärkten psychischen Immunsystem aus der Krise hervor. Es gibt viele Beispiele gelungener und weniger gelungener Immunintelligenz:

- *Billie Holiday* hatte eine schwierige Kindheit, sie wurde als zehnjähriges Mädchen von einem Nachbarn vergewaltigt, kam in ein Erziehungsheim, danach wuchs sie mit ihrer Mutter in einem Bordell auf, sie arbeitete als Prostituierte, wurde verhaftet und wieder entlassen, bis sie zur Musik fand. Die Musik half ihr, ihre Kreativität zu entfalten, sie konnte frei improvisieren und prägte ihren eigenen, freien, eigenwilligen Stil, mit den Melodien zu spielen. Dies half ihr, zu ihrem Kern vorzudringen und ihre Gefühle auszudrücken, eine Grundkompetenz des psychischen Immunsystems. Jedoch überwand sie den Schmerz der frühen Jahre nicht, sie verspielte ihr Geld beim Würfeln, begann zu trinken und wurde wegen Drogenbesitzes festgenommen, wie sie in ihrer Autobiografie schreibt (Holiday, Dufty & Pelote, 1984), ihr Leben wurde unter dem gleichnamigen Titel verfilmt. Sie erhielt eine Gefängnisstrafe, kam jedoch nach einem knappen Jahr wegen guter Führung wieder frei, der Abstieg war jedoch nicht mehr aufzuhalten, sie geriet immer wieder an gewalttätige Männer (und wiederholte das Muster der Kindheit), die Alkohol- und Drogenabhängigkeit zerstörten ihren Körper. Sie verstarb 1959 unter entwürdigenden Umständen. Sie ist eine der beeindruckendsten und bedeutendsten Jazzsängerinnen des 20. Jahrhunderts gewesen.
- Die Musikgeschichte ist voll mit ähnlichen Schicksalen: *Edith Piaf* wurde als Baby vernachlässigt, bis sie fast verhungerte. Nach einer Entzündung der Augenhornhaut erblindete sie, konnte sich jedoch wieder davon erholen. Sie wuchs in einem sehr gewalttätigen Umfeld auf, ihr Vater war Alkoholiker, ihre einzige Tochter starb im Alter von zwei Jahren an Hirnhautentzündung. Der mit der schweren Kindheit verbundene Schmerz, aber auch den Tod eines Partners bekämpfte sie mit sehr starken und überdosierten Medikamenten, mit Drogen und Alkoholexzessen, ihr psychisches Immunsystem war nicht stark genug, um sie davor zu bewahren. Die weltberühmte Chansonsängerin sang trotzdem: „la vie en rose" (Ihr Leben wurde 2007 unter diesem Titel verfilmt) und „non, je ne regrètte rien".
- *Amy Winehouse*, die erst vor wenigen Jahren (am 23. Juli 2011) an einer Alkoholvergiftung mit über 4 Promille im Blut gestorben ist, wuchs ebenfalls unter erschwerten Bedingungen auf. Ihre Eltern trennten sich, als sie neun Jahre alt war, sie wechselte immer wieder nach kurzer Zeit die Schule oder brach sie ab. Ihre innere Unruhe

bestimmte ihr kurzes Leben. Der exzessive Alkohol und Drogenkonsum brachten ihr im jungen Alter von 27 Jahren den Tod. Ihr psychisches Immunsystem hatte versagt.

- *Inge Müller,* 1925 in Berlin geboren, die zweite Frau des deutschen Dichters Heiner Müller, verlor während des zweiten Weltkriegs ihre Eltern bei einem Bombenangriff, sie selbst blieb drei Tage lang mit einem Hund unter den Trümmern verschüttet, sie blieb ein Leben lang von diesem Ereignis traumatisiert. Sie heiratete, gebar einen Sohn, heiratete noch einmal, entfaltete sich als Schriftstellerin, doch sie konnte die traumatischen Ereignisse nicht überwinden, sie litt unter Depressionen, heute würde man vermutlich auch eine chronische, komplexe Posttraumatische Belastungsstörung diagnostizieren. Nach mehreren erfolglosen Selbstmordversuchen gelingt ihr mit 41 Jahren der Selbstmord mit einer Medikamentenüberdosis und Gasvergiftung. Ihr Leben blieb geprägt von den traumatischen Ereignissen, ihre Selbsterhaltungskräfte hatten sich nicht durchsetzen können. Eine Auswahl ihrer Gedichte hieß: „Wenn ich schon sterben muss".
- *Leah Rabin,* 1928 in Königsberg, damals Ostpreußen geboren, emigrierte 1933 mit ihrer Familie nach Palästina, wo sie mithalf, den Staat Israel aus dem Boden zu stampfen. Sie überlebte den arabischen Aufstand 1936, den Bombenangriff Mussolinis im September 1940, sie heiratete im Jahre 1948 Jitzchak Rabin, den späteren israelischen Ministerpräsidenten, der 1995 ermordet wurde. Sie verarbeitete ihre turbulenten Erlebnisse hauptsächlich in zwei Büchern: „Ich gehe weiter auf seinem Weg – Erinnerungen an Jitzchak Rabin" (Rabin, 1997) und dem weniger bekannten: „Die Sehnsucht lebt in meinem Herzen. Frauen im Nahen Osten" (Rabin, 1999). Sie ist ein Beispiel für eine Frau mit beispielloser Immunintelligenz. Die Liebe und Offenheit und innige Zuneigung ihrer Eltern gaben ihr das Gefühl, „restlos angenommen und geborgen" zu sein (Rabin, 1997, S. 71). Sie bewältigte und verarbeitete die dramatischen Ereignisse ihres Lebens ohne zu zerbrechen, sie richtete sich immer wieder auf und wuchs an ihnen.
- *Primo Levi,* 1919 geboren, wuchs in einer liberalen jüdischen Familie in Turin auf, studierte Chemie, geriet 1943 in die Fänge der Nazis und wurde nach Auschwitz deportiert. Er überlebte das Lager elf Monate lang trotz Krankheit und ständiger Lebensbedrohung. Nach seiner Befreiung begann er seine Erfahrungen sofort niederzuschreiben, es entstanden die autobiografischen Berichte „Ist das ein Mensch?" und später „Die Atempause". Er starb mit knapp 68 Jahren bei einem Sturz in den Treppenschacht seines Hauses. Seine Immunintelligenz half ihm, die Ereignisse kreativ aufzugreifen und zu verarbeiten, aber sie schützte ihn nicht vor dem freien Fall.
- Ein ähnliches Schicksal erlitt *Jean Améry,* als Hans Mayer 1912 in einem jüdischen Elternhaus geboren. Er verlor schon früh seinen Vater, der als Soldat während des ersten Weltkriegs starb. Er wuchs in Österreich auf, emigrierte 1938 nach Belgien, wo er von den Nazis nach antifaschistischen Aktionen festgenommen und gefoltert wurde. Er kam in verschiedene Konzentrationslager (Auschwitz, Buchenwald, Bergen-Belsen), die er mit viel Glück überlebte. Diese Erfahrungen bearbeitete er hauptsächlich in seinem Werk „Jenseits von Schuld und Sühne. Bewältigungsversuche eines Überwältigten" (Améry, 1966). Bekannt wurden seine Ästhetik des Verfalls und des Nein-Sagens und seine freie Haltung dem Freitod gegenüber, als letztem Akt der Selbstbestimmung und der menschlichen Freiheit. Er setzte seinem Leben mit 66 Jahren mit einer Überdosis Schlaftabletten ein Ende. Es mag seltsam anmuten, aber Selbstbe-

stimmung als wichtige Säule des psychischen Immunsystems hat ihn zwar nicht vor dem Freitod bewahrt, aber sie hat seinen Selbstwert bis zum letzten Atemzug erhalten.

- *Viktor Frankl,* 1905 in Wien als Sohn einer jüdischen Beamtenfamilie geboren, begann 1924 ein Medizinstudium, in dem er sich bereits damals sehr für Suizid und Depressionen interessierte. Von 1933 an betreute er als Oberarzt im Psychiatrischen Krankenhaus in Wien den „Selbstmörderinnenpavillon". Im September 1942 wurden er, seine Frau und seine Familie nach Theresienstadt und in andere Konzentrationslager gebracht, alle außer ihm wurden getötet. Er verarbeitete seine Erfahrungen hauptsächlich in dem Buch „... und trotzdem ja zum Leben sagen" (Frankl, 2011). Es folgte eine Reihe von Büchern und Vorträgen, die die Frage nach dem Sinn in den Mittelpunkt stellten. Er wurde zum Begründer der Logotherapie und Existenzanalyse, in denen nicht nur wie bis anhin die Selbstanalyse eine große Rolle spielt, sondern ebenso Selbstdistanzierung und Selbsttranszendenz. Viele Elemente seiner Logotherapie (wie etwa der sokratische Dialog, die Dereflexion, das „Vorbeidenken" am Störenden auf ein lohnendes Ziel hin, die Einstellungsänderung, die paradoxe Intention, später dann die paradoxe Intervention) sind in andere Therapierichtungen übergegangen und sind heute ein fester Bestandteil davon. Frankl's bekanntestes Buch *Man's Search for Meaning*, die amerikanische Ausgabe seines Buches „... trotzdem Ja zum Leben sagen" wurde über 9.000.000 Mal verkauft. Er blieb auch nach dem Kataklysmus des Holocausts aktiv, stand wieder auf, übernahm Verantwortung, wurde zum Vorstand der Neurologischen Klinik in Wien berufen, die er bis 1971 leitete. Er heiratete wieder, erhielt den Professorentitel und viele Ehrendoktorate, verfasste viele Bücher, blieb aktiv und machte sogar mit 67 Jahren noch seinen Pilotschein. Er starb 1997 im hohen Alter von 92 Jahren. Er zeigte mit seinem Leben, dass unvermeidbares, in Würde ertragenes Leid zur Stärkung des psychischen Immunsystems beitragen kann.
- Ebenfalls Österreicher war *Bruno Bettelheim,* 1903 in Wien in einer wohlhabenden jüdischen Familie geboren, er studierte Germanistik, Kunstgeschichte und Philosophie, 1938 promovierte er und wurde noch im gleichen Jahr ins KZ Dachau und später Buchenwald interniert. Er kam aufgrund amerikanischer Intervention nach etwa einem Jahr frei und konnte in die USA emigrieren. Er begründete die Milieutherapie und beschäftigte sich mit der Psychologie des Terrors. Auch lieferte er spannende Beiträge zur Behandlung autistischer Kinder, für die er die *Orthogenic School* begründete. Er wurde ordentlicher Professor an der „University of Chicago". Nach einem Schlaganfall 1990 beendete er sein Leben im hohen Alter von 86 Jahren durch Ersticken. Sein psychisches Immunsystem half ihm, die Erfahrungen in den Konzentrationslagern gut zu verarbeiten und sein Leben aktiv zu gestalten.
- *Marcel Reich Ranicki,* im heutigen Polen 1920 in einem deutsch-jüdischen Elternhaus geboren (seine Mutter war deutsch, sein Vater jüdisch), ging in Berlin aufs Gymnasium, wo er 1938 noch sein Abitur machte (vgl. Abbildung 11). Kurz darauf wurde er von den Nazis nach Polen ausgewiesen, wo er ins Warschauer Ghetto geriet. Seine Eltern und sein Bruder wurden von den Nazis getötet. Er selbst entkam immer wieder knapp mit dem Leben. Er arbeitete als Journalist und freier Schriftsteller und wurde über Jahrzehnte der prägendste deutsche Literaturkritiker, was ihm den inoffiziellen Titel „Literaturpapst" einbrachte. Eine sehr offene, intelligente, engagierte, tatkräftige Bewältigungsstrategie half ihm, die Repressionen des Lebens zu überwinden und immer wieder in eine interessante, positive Entwicklung umzumünzen.

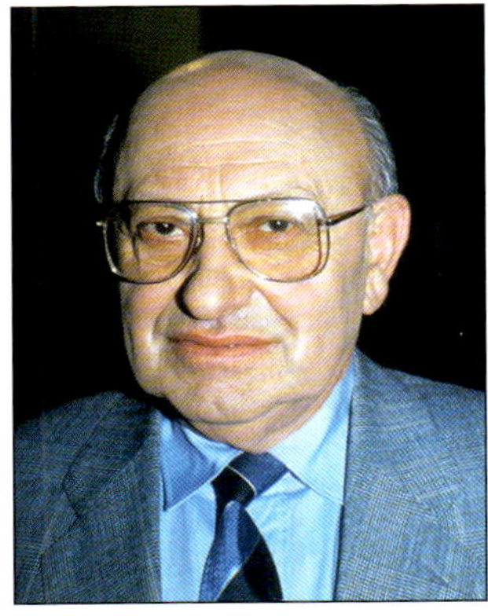

Abbildung 11: Literaturpapst Marcel Reich-Ranicki (© picture alliance/Erwin Elsner).

- *Edward St Aubyn,* 1960 in Cornwall in einer Familie des Hochadels geboren, wurde in seiner Kindheit vom Vater misshandelt und sexuell missbraucht. Er wurde drogenabhängig, konnte jedoch seine Sucht mit dem Schreiben in den Griff bekommen. Er beschreibt in seinen Romanen („Muttermilch", „Zu guter Letzt", „Ausweg", „Nette Aussichten", „Schlechte Neuigkeiten", „Schöne Verhältnisse") seine gewaltgeprägte Kindheit, die Kälte und Arroganz einer privilegierten englischen Upper-class-Familie, die Flucht in die Drogen und die Überwindung derselben. Er ist ein Beispiel für ein starkes psychisches Immunsystem, das ihm half, die Widerwärtigkeiten seiner Kindheit durch Schreiben (d.h. durch Wiederherstellung der Würde, Äußerung des Zorns; Mut, Aggressionskompetenz, Selbstbehauptungswillen usw.) zu bewältigen. Er schrieb die sechs Romane, in denen er seine Kindheit aufarbeitet, bei Kaffee, Tee und Wasser. In einem Interview mit der Frankfurter Rundschau vom 28.09.2011 sagt er: „Heroin zählt zu den Dingen, mit denen man Gefühle und Erinnerungen ausschalten kann. Ohne Heroin hätte ich mich umgebracht, denke ich" und: „Ich habe großes Glück, dass ich noch am Leben bin". Heute ist der erfolgreiche Autor Vater zweier Kinder und lebt in Notting Hill, London.
- Die 1953 in Nitzkydorf im Banat (Rumänien) geborene deutschsprachige Schriftstellerin *Herta Müller,* die 2009 den Nobelpreis für Literatur bekam, erlebte die Repressalien der kommunistischen Diktatur und verarbeitete diese unter anderem in ihren Büchern (z.B. „Niederungen", „Drückender Tango", „Der Mensch ist ein großer Fasan auf der Welt", „Herztier", „Der Fuchs war damals schon der Jäger", „Atemschaukel"). Ihre Familie wurde nach dem Zweiten Weltkrieg von dem kommunistischen Regime enteignet, ihre Mutter in ein Zwangslager in die Ukraine deportiert. Vor allem der Geheimdienst *Securitate* setzte sie immer wieder unter Druck, demütigte sie und versetzte sie in Todesangst. Sie behielt ihre Würde, arbeitete nicht für die Securitate und riskierte alles. In ihrem Leben und Werk ist die Würde die Freiheit der Unterdrückten, sie ist eine zentrale Komponente des psychischen Immunsystems. Aus Todesangst machte sie Lebenshunger und daraus Worthunger. Die Sprache, die verdichtete Sprache wird zum Rettungsanker und zur Trompete, die sie verankert und beschützt, aber auch entleert.
- *Natascha Kampusch,* 1988 in Wien geboren, wurde als zehnjähriges Mädchen entführt und in einem umgebauten Kellerverlies mehr als acht Jahre lang gefangen gehalten

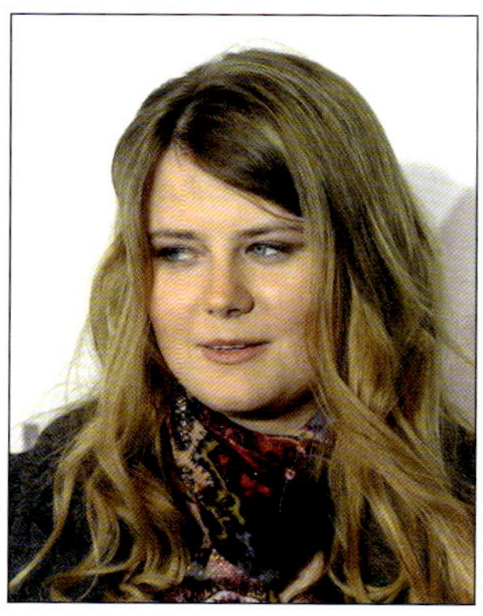

Abbildung 12: Natascha Kampusch bei der Deutschlandpremiere von „3096 Tage" (© picture alliance/Eventpress Hannes Magerstaedt).

(vgl. Abbildung 12). Sie beschrieb diese Zeit in ihrem erfolgreichen Buch „3096 Tage" (Kampusch, 2013). Sie begann eine eigene Fernsehsendung („Natascha Kampusch trifft …"), sie holte ihre Schulbildung nach und begann eine Ausbildung als Goldschmiedin. Aus den Spenden, die sie im Zusammenhang mit ihrer Befreiung erhielt, gründete sie ein Krankenhaus in Sri Lanka. Während ihrer totalen Isolation in dem fensterlosen Verlies befand sie sich in totaler materieller und emotionaler Abhängigkeit von ihrem Entführer. Was ihr geholfen hat, die Dominanz des Täters, die Demütigungen, die Abhängigkeit, die Gefangenschaft zu ertragen, waren vor allem ihre Fantasie, positive Introjekte, Vorstellungen ihres Erwachsenen-Ich, die dem kindlichen Ich beistanden, sie schaffte sich ein zweites, starkes inneres Helfer-Ich, mit dem sie im Dialog stand, das ihr half zu überleben. Ihre Fantasie und die Fähigkeit, auf die Metaebene zu gehen und die eigene Situation von außen zu betrachten, mit sich selbst im Dialog zu bleiben, auf sich zu hören, ihren Stolz und ihre Würde zu bewahren, die Fähigkeit, die Realität anzuerkennen und zu vergeben halfen ihr, sich ihren Selbstwert zu erhalten. Sie schreibt auf Seite 87:

> „Es waren Worte, die mich damals retteten. Wie andere stundenlang häkeln und am Ende ein filigranes Spitzendeckchen entsteht, so verwob ich in meinem Kopf Worte ineinander und schrieb mir selbst lange Briefe und kleine Geschichten, die nie jemand zu Papier bringen würde. Der Ausgangspunkt meiner Geschichten war meist meine Zukunftsplanung. Ich stellte mir in allen Einzelheiten vor, wie das Leben nach meiner Befreiung aussehen würde. (…) In anderen Nächten genügten solche Zukunftsfantasien nicht. Dann übernahm ich die Rolle meiner abwesenden Mutter, spaltete mich gewissermaßen in zwei Teile auf und sprach mir selbst Mut zu: Das ist jetzt wie ein Urlaub. (…) Bei diesen Monologen sah ich meine Mutter genau vor mir. Ich hörte, wie sie mit fester Stimme sagte: ‚Reiß dich zusammen, es hat jetzt keinen Sinn, sich aufzuregen, du musst da jetzt durch, und danach ist alles wieder gut.'"

Ein anderes Mal stellt sie sich vor, sie sei wie Alice im Wunderland in einem Märchen gelandet, in dem nichts einen Sinn macht und niemand sich darüber wundert. Diese Fähigkeit, sich in eine andere Person oder eine andere Welt zu versetzen, sich selbst zu transzendieren, ermöglichte es ihr, auf 5 m² von der Welt abgeschnitten zu überleben. Durch Reinigen ihres Verlieses und Bemalen der Wände konnte sie im Tun aufgehen und ihrer

Existenz einen Sinn geben. Im Flow-Zustand verschlang sie ganze Stapel an Büchern, die ihr der Täter zur Verfügung stellte. Ihre Fantasie half ihr, mithilfe ihrer „Schreibtherapie" die schwierige Situation zu überleben. Die Fähigkeit zur Dissoziation in schwierigen Momenten der Misshandlung und Demütigung, ihr innerer Dialog und schließlich ihr Optimismus und ihre Resilienz waren entscheidende Faktoren für ihr Überleben und ihre Selbstbefreiung. Nach der Flucht versinkt sie nicht in Tatenlosigkeit, sondern packt das Leben an den Hörnern.

Weitere Beispiele eines gesunden psychischen Immunsystems wären etwa bei *Nelson Mandela* zu finden, der jahrelange Folter und Gefangenschaft überlebte und überwand, oder bei *Jan-Philipp Reemtsma,* der eine Entführung und Gefangenschaft überlebte, und bei unzähligen anderen, die ihr Leid überwanden, wieder aufstanden und ihr Schicksal in die Hand nahmen.

Viele Holocaust-Überlebende berichten, dass sie ihr Trauma weitervererbten, dieses Gefühl, unsicher in der Welt, angstbehaftet, gefangen, gefährdet zu sein, das sich oft dramatisch auf ihre Beziehungen auswirkte. Auch da kommt ein Psychovirus zum Zuge: Viele kennen den Satz „Verflucht bis ins siebte Glied" aus dem Alten Testament. Wer daran glaubt, ist damit infiziert. Sie vererbten ein angeschlagenes psychisches Immunsystem weiter. Vielen gelang es jedoch, sich zu öffnen, freizuschreiben und ihre Wut und ihren Hass zu überwinden und die positiven Seiten des Lebens umso mehr zu schätzen.

Diese außergewöhnlichen und beeindruckenden Schicksale haben gemeinsam, dass sie schon früh von sehr bewegenden, oft traumatisierenden Ereignissen geprägt waren. Die Betroffenen litten unter den Ereignissen, diese regten jedoch kreative, fantasievolle Bewältigungsversuche an, es ist ein Mühen und Ringen um das gute Leben, aber auch eine Berg- und Talfahrt mit mutigen und selbstbestimmten Richtungswechseln, aber auch mit wiederholter „Selbstmedikation" mit Drogen, Alkohol, Tabletten. Vielen gelang die Wiederherstellung der Selbstbehauptungskräfte und der Würde. Sie setzten viel Mut, Kraft und Intelligenz ein, um ihren Gefühlen und Bedürfnissen Ausdruck zu verleihen, sie glaubten an sich und umgaben sich mit Menschen, die an sie glaubten, sie fanden einen Weg, sich zu entfalten. All dies sind wichtige Komponenten ihres psychischen Immunsystems. Sie nutzten die Hindernisse des Lebens um wie ein Fluss zu wachsen, sie bauten psychische Resistenzen und Resilienz auf und entwickelten sich und reiften.

3 Ressourcen: Die Kraftquellen des Psychoimmunsystems

Die psychischen Ressourcen sind wohl die wichtigste der „4R"-Säulen des psychischen oder psychologischen Immunsystems (vgl. Abbildung 13). Ein Baum entsteht aus einem kleinen Samen, der nur wenige Millimeter groß ist. Man sieht dem Samen sein Potenzial nicht an. Woher nimmt das Samenkorn die Kraft, einen riesigen Baum wachsen zu lassen? Der Samen selbst besitzt keine Kraft, er braucht eine förderliche Umwelt, die ihm gute Bedingungen für sein Wachstum bietet, genügend Wärme und Feuchtigkeit. Also sind die Bedingungen die Kraftquelle? Ohne Samen machen die Bedingungen auch nichts, sie brauchen die selbstorganisierende Kraft des Samens. Im Samen selbst steckt die Kraft, die vorhandenen Ressourcen der Umgebung aufzunehmen, in die richtigen Bahnen zu leiten und in Wachstum umzusetzen.

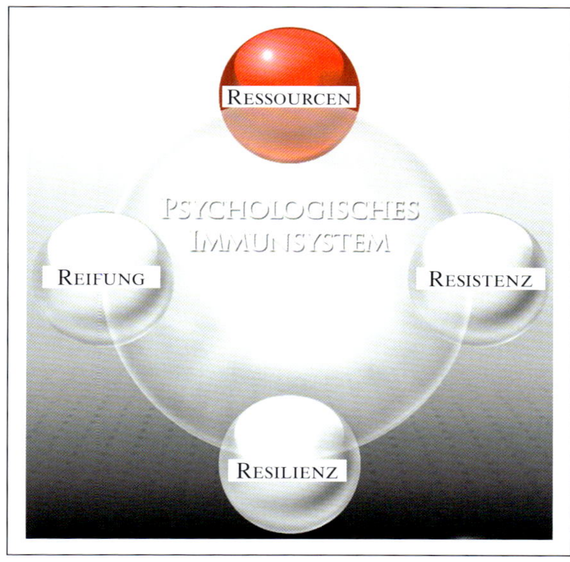

Abbildung 13: Ressourcen – die wichtigste der 4 R-Säulen (© me·di·kom, Abdruck erfolgt mit Genehmigung).

Eine ähnliche Funktion hat das psychische Immunsystem, es nimmt die Hindernisse des Lebens auf und wandelt sie als Ressourcen in Entwicklung und Sinn um. Der Bereich Ressourcen umfasst alles, was in einer Psyche an „Kraftquellen" angelegt ist. Dazu gehören etwa der Kohärenzsinn (Antonovsky, 1997), die 3 K's Konsistenz, Kongruenz, Kohärenz der Ziele- und Motivationsschemata (Grawe, 2007; Jeger, Znoj & Grawe, 2003), aber auch *Learned Ressourcefulness* (Rosenbaum, 1990; Rosenbaum & Ben-Ari, 1985), Optimismus, die Fähigkeit zur Impulskontrolle, die Fähigkeit zur Selbst- und Emotionskontrolle (beispielsweise Kontrolle der Nervosität, des Hyperarousal, der Irritierbarkeit, der Hyperaktivität), Selbstbelohnung, Selbstachtung, Kontrolle von Aufmerksamkeit und Bewusstheit, Achtsamkeit, „Flow"-Fähigkeit (Csikszentmihályi, 1997), Erfolgsorientierung, Handlungsorientierung, Extraversion, positive Kontrollüberzeugungen. Ein „sozialer Sinn" mit der Fähigkeit zur Empathie, zur sozialen Kreativität und zur sozialen Mobilisierung seien hier ebenfalls genannt.

Ein tragfähiges soziales Umfeld, Familie, Möglichkeiten und Fähigkeiten, die eigenen Gefühle und Bedürfnisse zu äußern, sich mitzuteilen, selbstwertstärkende Arbeitsaktivität, Möglichkeiten der Tagesstrukturierung, ausreichende Eigeninitiative und -aktivität, erholsame Freizeitaktivität, die Fähigkeit der Distanzierung von Problemattraktoren, Aggressionskompetenz sind protektive Faktoren.

Unser Denken, Fühlen und Handeln kann als eine Abfolge von verschiedenen neuronalen Netzwerkaktivierungen, *modi operandi* oder *states of mind* angesehen werden, also eine Folge von bio-psycho-sozialen Seins- und Funktionszuständen, in denen biologische (physiologische), psychologische (kognitive, emotionale, motivationale), und andere (etwa soziale) Komponenten zusammenwirken (vgl. Abbildung 14).

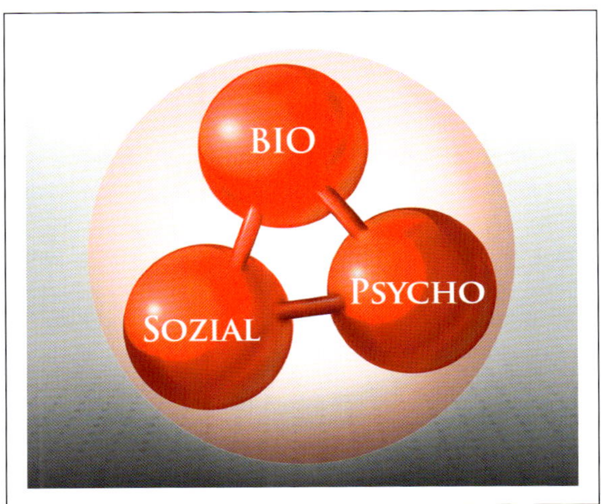

Abbildung 14: Der Mensch als bio-psycho-soziales Konstrukt (© me·di·kom, Abdruck erfolgt mit Genehmigung).

Während das biologische Immunsystem auf der Ebene des Körpers wirkt, ist das psychische Immunsystem eine Funktion der Psyche. Im Folgenden sind die Ressourcen des psychischen Immunsystems jeweils nach dem dominanten Modus aufgelistet, wobei es zwischen den verschiedenen Modi zwangsläufig viele Überschneidungen gibt. Es wird angenommen, dass wir einen bestimmten Geisteszustand (eine Haltung, Überzeugung, einen Glauben) bewusst herbeiführen können, eine der Hauptaufgaben der Psychotherapie. Ein Experte in Sachen psychisches Immunsystem kann sich bewusst in einen Zustand des Optimismus, des Kohärenzsinns, der Lebenslust, der Eigenliebe oder des Mutes versetzen. Er kann die Krisen und Niederlagen des Lebens in einem Geist des Staunens und Fragens als Herausforderung anschauen, aus ihnen lernen und an ihnen wachsen.

3.1 Kognitive Ressourcen

Ich weiß, dass ich nichts weiß.
Sokrates

Unter kognitiven Ressourcen werden all jene Ressourcen zusammengefasst, die den Einsatz des Verstandes erfordern. Das kann Wissen genauso sein wie Bewusstsein, eine Haltung, die auf eine Erkenntnis zurückgeht, eine Art, zu denken genauso wie eine Fähigkeit, vorhandenes Wissen zu nutzen.

3.1.1 Kohärenzsinn

Kohärenz (lat. *cohaerere*) bedeutet zusammenhängend, der innere Zusammenhang oder Zusammenhalt von etwas. In der Physik ist das frequenz- und phasengleiche Laserlicht ein Beispiel für hochgradig kohärentes, zusammenwirkendes Licht. Das Zusammenwirken aller psychischen Kräfte, das gemeinsame „Ziehen-an-einem-Strang" ist die Kohärenz des psychischen Immunsystems.

Das Salutogenese-Modell von Antonovsky, der das Konzept des „Kohärenzsinns" ins Spiel brachte, ist eines der wichtigsten Vorläufermodelle für das psychische Immunsystem. Dieses Modell rückte anstelle des pathogenetisch dominierten Standarderklärungsmodells des späten zwanzigsten Jahrhunderts die Frage in den Mittelpunkt, was Menschen trotz erheblichen Belastungen gesund erhält bzw. gesunden lässt (Antonovsky, 1985, 1987; Antonovsky & Franke, 1997). Nach diesem Modell befindet sich ein Mensch auf einem Kontinuum zwischen psychisch gesund und krank, die Ausschläge in die eine oder andere Richtung geben den Bereich an, in dem er sich bewegt. So kann jemand zwischen Perioden leichter Erkrankung und leichter Gesundung hin und her pendeln oder auch zwischen sehr krank und sehr gesund. Entscheidend ist dabei das Konzept des Kohärenzgefühls *(sense of coherence)*, eine globale Orientierung, die das Ausmaß ausdrückt, in dem jemand ein durchdringendes, überdauerndes und dennoch dynamisches Gefühl des Vertrauens hat, dass

1. die Anforderungen aus der inneren oder äußeren Erfahrungswelt im Verlauf des Lebens strukturiert, vorhersagbar und erklärbar sind (Verstehbarkeit);
2. die Ressourcen verfügbar sind, die nötig sind, um den Anforderungen gerecht zu werden (Handhabbarkeit), und
3. diese Anforderungen Herausforderungen sind, die Investition und Engagement verdienen (Bedeutsamkeit).

Der Kohärenzsinn ist also eine Haltung des Urvertrauens, dass die Anforderungen des Lebens von Grund auf sinnvoll, bewältigbar und verstehbar ist, dass die Probleme dieser Welt vorhersagbar, lösbar und für das Individuum bedeutungsvolle Herausforderungen sind. Das psychische Immunsystem beinhaltet genau das Spektrum an Kompetenzen und Haltungen, die dafür nötig sind. Fähigkeiten kann man erwerben, man kann sie sich aneignen wie eine Fremdsprache oder wie Radfahren, während eine Haltung das bewusste Einnehmen eines Standpunktes zu sich und der Welt impliziert. Kohärenzsinn ist eine alternative Haltung des Vertrauens in die eigenen Ressourcen, eine Haltung des Wohlwollens, der Offenheit, der Neugierde zur Welt, zu anderen Menschen, Lebewesen, Wesenheiten. Der Glaube an sich oder an einen übergeordneten Zusammenhang, das Aufgehobensein in einer größeren Geborgenheit der Spiritualität geht in eine ähnliche Richtung.

Begriffsklärung: Kohärente Haltung

Eine kohärente Haltung zu sich selbst und zu der Welt setzt sich aus der Fähigkeit, die Ereignisse des Lebens als sinnvoll, strukturiert und vorhersehbar wahrzunehmen, der Fähigkeit, die eigenen Ressourcen dafür zu aktivieren, und der Fähigkeit, die Ereignisse des Lebens als sinnvolle Herausforderungen zu sehen, die Engagement und Investitionen verdienen, zusammen.

Das Kohärenzgefühl hat sich in vielen Studien als Indikator für subjektives Wohlbefinden und psychische Gesundheit herausgestellt (Bengel, Strittmatter & Willmann, 1998; Bruscia, Shultis, Dennery & Dileo, 2008; Callahan & Pincus, 1995; Cederblad & Hansson, 1996; Hansson & Cederblad, 2004; Hood, Beaudet & Catlin, 1996; Larsson & Kallenberg, 1996; Lindmark, Stenström, Gerdin & Hugoson, 2010; Suominen, Blomberc, Helenius & Koskenvuo, 1999).

Ähnliche *Haltungen* wie etwa Optimismus (Scheier & Carver, 1985), *locus of control* (Wallston & Wallston, 1978), Selbstwirksamkeit (Bandura, 1977), seelische Gesundheit (Becker, 1995), Hardiness (Kobasa, 1982) oder Resilienz (McCubbin, Thompson, Thompson & Fromer, 1998) ergänzen Antonovskys Modell um wichtige Aspekte und bilden die Grundpfeiler des psychischen Immunsystems. Eins zeigt Antonovskys Modell jedoch ganz klar: Eine kohärente *Haltung* zur Welt und zu sich selbst, die auf elementaren kognitiven, emotionalen und motivationalen Ressourcen beruht, ist ein erheblicher protektiver Faktor im Umgang mit schwierigen, traumatischen Lebensereignissen.

In einer Studie, die wir an der Universität Zürich mit Mitgliedern des Internationalen Komitees vom Roten Kreuz (IKRK) durchgeführt haben, zeigte sich, dass der Kohärenzsinn ein protektiver Resilienzfaktor sowohl bei der Entstehung wie auch bei der Verarbeitung einer Posttraumatischen Belastungsstörung (PTBS) ist. Die Teilnehmer waren alle lebensbedrohlichen Situationen ausgesetzt gewesen, 48 % der IKRK-Teilnehmer hatten eine PTBS entwickelt. In der Kontrollgruppe waren Teilnehmer ohne traumatische Erlebnisse. Die Ergebnisse zeigten, dass je höher der Kohärenzsinn ausgeprägt war, desto geringer war die traumatische Belastung. Auch wies die Gruppe, die zwar ein Trauma erlebt hatte, aber keine PTBS-Symptome aufwies, eine wesentlich höhere Ausprägung des Kohärenzsinns auf als die PTBS-Gruppe. Die von Antonovsky (1997) als Kohärenzsinn postulierte Grundhaltung der Welt gegenüber, die Erlebnisse des Lebens verstehen, bewältigen und ihnen eine Bedeutsamkeit verleihen zu können, scheint vor der schwerwiegenden Belastung durch die Symptome einer PTBS zu schützen. Insbesondere die Überzeugung, dass die eigenen Ressourcen vorhanden sind und aktiviert werden können, um die auftretenden Schwierigkeiten zu lösen und als Herausforderung anzunehmen, führten zu einem Gefühl des Vertrauens in die eigenen Kräfte und stärkten quasi das psychische Immunsystem.

Die Haltung zur Welt und zu sich selbst wird oft, wie anfangs beschrieben, von „psychischen Viren" bestimmt, die einem schon sehr früh eingeimpft werden. In ihrer negativen

Ausprägung lauten sie: „Ich bin ein Versager", „ich bin nichts wert", „ich tauge nichts", „mit mir stimmt etwas nicht", „niemand mag mich", „alle lehnen mich ab", „ich kriege nichts gebacken", „ich bin anders als alle anderen", „niemand kann stolz auf mich sein", „ich schaffe es nicht, den Erwartungen der Anderen zu genügen", „ich bin eine Blamage für meine Familie". Diese psychischen „Viren" sitzen tief eingepflanzt in unserer Seele und entfalten ihr Gift lebenslang. Manchmal kämpft das psychische Immunsystem einen lebenslangen Kampf dagegen. Sie werden zur selbsterfüllenden Prophezeiung, wer von ihnen beherrscht wird, ist ängstlich und misserfolgsvermeidend. In diesem Zustand nimmt man keine Herausforderungen mehr an. Man vermeidet, zu handeln, denn man könnte Fehler machen und Misserfolge ernten. Man ist nicht mehr in der Lage – der eigene emotionale und körperliche Zustand verbieten es – sich aufzuraffen und in einen alternativen Handlungsmodus zu kommen, der Zugang zum eigenen Potenzial und den eigenen Ressourcen ist abgeschnitten. Hat einen der „Virus"-Attraktor erst einmal erwischt, wird man ihn nicht mehr so leicht los, im Gegenteil, er zieht einen immer mehr hinein. Biologische Viren replizieren sich, psychische tun es ebenso. Ein Depressiver wird immer noch mehr depressive Gedanken und Gefühle entwickeln, ein Traumatisierter wird immer noch mehr um sein Trauma kreisen und ein Schizophrener wird tendenziell erst recht immer mehr in seiner Parallelwelt versinken, wenn ihm nicht geholfen wird.

In ihrer positiven Ausprägung müssten die Glaubenssätze zu positiven psychischen Antiviren umprogrammiert werden: „Ich bin erfolgreich", „ich bin liebenswert", „was ich will, erreiche ich auch", „ich kann etwas, was du nicht kannst", „alle mögen mich", „ich bin o. k., wie ich bin", „ich bin ein toller Hecht", „ich kann alle Hindernisse überwinden, wenn ich das will", „ich werde respektiert", „ich werde anerkannt, auch wenn ich manchmal Fehler mache", „das Leben ist schön und ich bin mittendrin". Diese positiven Antiviren können auch in Form einer (geleiteten) Selbsthypnose oder Meditation verabreicht werden. In diesem Zustand fühlt man sich wohl und ausgeglichen. Man stellt sich die Welt als einen Ort voller Herausforderungen vor, die es Freude macht zu bewältigen. Die Welt wird erfolgszuversichtlich angesehen, die positiven Glaubenssätze werden ebenfalls zur Sich-selbst-erfüllenden-Prophezeiung und können von einer kleinen Bemerkung, durch Anerkennung, durch kleine Erfolge oder durch eine freundliche Bemerkung aktiviert werden.

Uta Brandes, Professorin für Gender und Design in Köln, erforschte in einem Experiment das unterschiedliche Verhalten von Männern und Frauen an Fahrkartenautomaten. Sie stellte fest, dass Männer eher erfolgszuversichtlich nach dem *Trial-and-Error*-Prinzip vorgingen, bis sie die richtige Auswahl getroffen hatten, während Frauen eher misserfolgsvermeidend länger warteten und überlegten, bis sie einen Knopf drückten (Brandes & Schiersmann, 1986). Die Angst, Fehler zu machen, war größer. Dies hängt möglicherweise mit dem Testosteron zusammen, wie die kanadische Psychologin Susan Pinker in ihrem erfolgreichen Buch „Das Geschlechter-Paradoxon" darlegt (Pinker, 2008). Männer haben meist mehr Testosteron, das macht sie in ihrer Entwicklung kräftiger und risikofreudiger, aber auch kurzlebiger, da es das – biologische – Immunsystem schwächt. So verlaufen bei Männern ca. zwei Drittel aller postoperativen Infektionen tödlich, während es bei Frauen nur etwa ein Viertel aller Fälle sind. Mit dem psychischen Immunsystem dürfte es sich genau umgekehrt verhalten. Menschen mit einem gesunden psychischen Immunsystem gehen gerne Risiken ein, gehen mit Konkurrenz spielerisch um, haben einen guten Sinn für Humor, setzen ihr Leben in Szene und übernehmen die wichtigste Rolle darin. Sie lassen sich durch

Misserfolge nicht entmutigen und stehen wieder auf, wenn sie einmal hingefallen sind. Schlechte Bedingungen ertragen sie und nutzen sie, um Schutzschichten um ihre Seele aufzubauen, um Gegenstrategien für bessere Bedingungen zu schaffen.

Die Wirkung des Testosterons auf Komponenten des psychischen Immunsystems wie Entschlussfreudigkeit, Optimismus, Flow-Fähigkeit, Mut, Zorn, Motivation, Energie wird noch ein spannendes Thema für Generationen von Forschern bleiben.

3.1.2 Geist des Fragens

In Wahrheit heißt, „etwas wollen“
ein „Experiment machen“,
um zu erfahren, was wir können.
Friedrich Nietzsche

Fragend durchs Leben gehen ist eine sehr wichtige geistige Haltung. Fragen bedeutet nicht nur Informationen sammeln („Wo kommst du her?“, „Was machst du?“, „Wo gehst du hin?“), sondern vielmehr Erfragen von Gründen, Zusammenhängen, Auffälligkeiten, Gesetzmäßigkeiten, bedeutet In-Beziehung-treten, einen Kontakt oder Rapport zu einem anderen Menschen herstellen, eine Beziehung herstellen. Leben ist Beziehung, kein Ich ohne ein Du, wer leicht mit Menschen in Beziehung tritt, erfährt viele andere Perspektiven des Lebens und bereichert sein Leben um den Aspekt des Teilens und Mitteilens. Ebenso wichtig ist das Hinterfragen, das Zurückfragen, das Zweifeln, das Experimentieren, eine Haltung des aufmerksamen Beobachtens und Suchens. Dabei muss es eine Balance zwischen Zweifel und Optimismus geben, wer nur zweifelt, handelt nicht, wer nur optimistisch nach vorne stürmt, kriegt die Hälfte nicht mit.

Fallbeispiel:

Nehmen wir den Fall des Herrn K. (Name verändert). Herr K. ist im mittleren Kader eines mittleren Unternehmens im Bereich Forschung und Entwicklung beschäftigt. Anfangs hat er ein sehr gutes Verhältnis zu seinem Vorgesetzten, der fördert ihn, zeigt ihm zu jeder Gelegenheit Wertschätzung, zollt ihm Anerkennung für seine Fähigkeiten und seine Leistungen, stattet ihn mit der besten verfügbaren *workstation* aus, gibt ihm ein stattliches Büro, in dem er für viel Geld alles neu renovieren lässt, schickt ihn auf Kongresse, lädt ihn zu sich nach Hause ein, lädt ihn zu einem Skiurlaub ein, erfragt seine Meinung zu allen nur möglichen Problemen in dem Unternehmen. Herr K. fühlt sich geschmeichelt und gibt Vollgas, macht viele Überstunden, arbeitet bis spät in die Nacht an den Projekten des Unternehmens und verfängt sich – ohne es zu merken – in dem Spinnennetz aus „Zuckerbrot und Peitsche“ seines Vorgesetzten. Er merkt nicht, dass es sich nicht um echte Zuneigung des Vorgesetzten handelt, dass der nur sein Spiel mit ihm treibt, um möglichst viel Leistung von ihm „abzurufen“. Damit verhält sich der Vorgesetzte sehr konform mit den Regeln des neuen, menschenverachtenden Feudalkapitalismus des 21. Jahrhunderts. Nach etwa einem Jahr wendet sich das Blatt. Der Vorgesetzte nimmt Herrn K. ein Projekt nach dem anderen weg, bläst kurzerhand eine Studie ab, die für das Unternehmen sehr wichtig gewesen wäre, entbindet Herrn K. von immer mehr Projekten, die Kuh ist gemolken. Es gibt nun keine positiven Rückmeldungen mehr für Herrn K. Herr K. wird immer mehr Luft für ihn, das lässt er ihn deutlich spüren. Herr K. wird von verschiedenen Meetings „entbunden“, die sehr wichtig für seine Arbeit gewesen wären. Herr K. fühlt die Panik in sich aufsteigen, er merkt, dass seine Felle davon schwimmen. Nach etwa eineinhalb Jahren stellt der Vorgesetzte zwei neue Mitarbeiter auf der gleichen Kaderebene wie Herr K. ein. Fortan gilt seine ganze Aufmerksamkeit diesen beiden neuen Mitarbeitern. Wie würde Herr K. auf diese Situation reagieren, wenn er vom Geist des Fragens beseelt wäre? Er hätte sich von Anfang an gefragt, warum tut der Vorgesetzte das alles für ihn? Warum bindet er ihn so eng in seinen familiären und Freundeskreis ein? Was bezweckt er mit dieser Nähe? Er würde sich fragen, welche Motivation hat der Vorgesetzte, ihm so viel Verantwortung, Vertrauen und Anerkennung zu geben? Weiterhin würde er sich fragen, warum er selbst mit so viel „vorauseilendem Gehorsam" reagiert, wie hat der Vorgesetzte ihn dazu gebracht, so zu reagieren? Er würde sich fragen, wie echt die Zuneigung des Vorgesetzten ist, woran merkt er, dass sie echt, bzw. unecht ist? Er würde beobachten, wie verhält sich der Vorgesetzte anderen gegenüber.

Doch das alles fragt sich Herr K. nicht, da er in einem Zustand euphorisierten Aufgehens im Tun und leidenschaftlicher Kreativität ist. Er verleugnet alle Anzeichen von Gefahr, verteidigt den Vorgesetzten in Gesprächen mit Kollegen („Der arme Mann, was kann der dafür, dass es euch so schlecht geht") und lechzt nach dessen Anerkennung. Hätte er sich das Verhalten des Vorgesetzten im Geist des Fragens angesehen, so wäre ihm die Motivation seines Vorgesetzten deutlich geworden und er hätte sich rechtzeitig darauf eingestellt und sich dagegen „immunisiert".

Der Geist des Fragens ist auch ein Geist des Zweifelns und Experimentierens. Es bedeutet, jedes Unwissen, jede Unsicherheit oder Unklarheit zu einem kleinen Experiment zu machen. Wenn ein Kind von seinen Eltern ein Eis haben möchte, aber erst eine Stunde vorher eins hatte, zweifelt es daran, dass die Eltern ihm wieder eins gönnen. Also versucht es erst bei Mama zum Ziel zu gelangen, dann beim Papa, dann zitiert es, was Mama mal gesagt hat („Wenn du brav bist ..."), dann geht es wieder zum Papa („Aber du hast doch gesagt, du hast mich lieb ..."), dann verspricht es den beiden, wenn sie ihm ein Eis kaufen, wird es ganz pünktlich ins Bett gehen usw. Was das Kind da intuitiv macht, ist ein komplexes, soziales Experiment. Es traktiert die beiden unabhängigen Variablen „Mama" und „Papa" mit dem *Treatment* „Eltern bearbeiten" und verschiedenen Moderatorvariablen („Hartnäckigkeit", „Bitten", „Flehen", „Tauschgeschäft anbieten"), um die abhängige Variable „Eis kriegen" zu verändern. Dabei geht es relativ systematisch vor: Es setzt verschiedene Methoden erst bei der Mutter, dann beim Vater ein, wenn sie nicht funktionieren, setzt es eine neue Methode bei beiden ein usw., bis eine Methode zu dem gewünschten Ergebnis führt. Die beiden Eltern merken möglicherweise gar nicht, dass sie Teil eines komplexen, sozialen Experiments geworden sind. „Wir müssen unbedingt Raum für Zweifel lassen, sonst gibt es keinen Fortschritt, kein Dazulernen. Man kann nichts Neues herausfinden, wenn man nicht vorher eine Frage stellt. Und um zu fragen, bedarf es des Zweifelns", sagte der US-amerikanische Physiker und Nobelpreisträger Richard Feynman (2003, S. 132), der vom Geist des Staunens, Fragens und Zweifelns beseelt war.

Wir unternehmen viele solche Experimente, wenn wir uns trauen. Der erwachsene Mensch gehorcht jedoch oft komplexen, sozialen Regeln der Höflichkeit, der Nichteinmischung in die Privatsphäre usw., die ihm das intuitive Experimentieren erschweren. Was der Vorgesetzte von Herrn K. tat, war vielleicht auch ein groß angelegtes Experiment zur Führung von Mitarbeitern, die abhängige Variable war die Leistung des Mitarbeiters, unabhängige Variablen waren etwa „Anerkennung" oder „gute Arbeitsbedingungen". Solange er die Leistung des Mitarbeiters brauchte, hat er diese Variablen hochgefahren, als der Mitarbeiter dann genug getan hatte, hat er sie wieder heruntergefahren und ins Gegenteil verkehrt.

Niederlagen im Berufsleben sind notwendig, damit wir unser psychisches Immunsystem stärken und uns weiterentwickeln. Wir lernen viel besser und schneller aus Katastrophen. Sie trainieren unsere emotionalen und sozialen Widerstandskräfte.

3.1.3 Geist des Staunens und Entdeckens: Kontextkompetenz

Das Staunen über die Welt gehört den Kindern,
aber das Staunen über die Kinder gehört den Erwachsenen.
Anonym

Kinder können sehr authentisch staunen. Sie entdecken die Welt jeden Tag aufs Neue ohne eine Erwartung, wie sie sein sollte oder eine Befürchtung, wie sie nicht sein sollte. Sie sind offen für das Neue und teilen sich mit über das Eigene. Erwartungen und Ängste trüben dann im Laufe des Lebens diese Offenheit und Mitteilungsfreude. Kunst in jeglicher Form berührt uns und bringt uns zum Staunen, sie durchbricht die Barrieren, die wir um unsere Wahrnehmung errichtet haben und vermag uns wieder in einen beinah kindlichen Zustand des Staunens und der Offenheit zu bringen. Der Geist des Staunens und Entdeckens ist eine Haltung, die akzeptiert, was da ist und wie es ist, die die Details der Umgebung und der Menschen wahrnimmt, die genau hinhört, was die Menschen wirklich sagen. Der Begriff „mit offenem Herzen" beschreibt diese Haltung sehr gut.

Der Sozialwissenschaftler Ulrich Beck definiert das eigene Leben als ein experimentelles Leben (Beck, Vossenkuhl & Erdmann, 1995) in dem wir ständig neu definieren müssen, wer wir sind, in welche Rolle wir schlüpfen, in welches neue „Spiel" wir einsteigen. Das moderne Berufsleben erfordert häufige Wechsel des Arbeitsplatzes, das moderne Beziehungsleben ermöglicht (und fördert?!) häufigere Partnerwechsel, als es für die älteren Generationen üblich und gängig war. Der „flexible Mensch" (Sennett, 1998) wird von einem flexibilisierten, globalisierten Kapitalismus zwangsläufig gefordert. Individuelle Biografien werden einer enormen plastischen und elastischen Belastung ausgesetzt, frei nach dem Motto: „Pass dich an oder du kannst gehen", „Was nicht passt, wird passend gemacht", sie werden verformt und immer neuen Zerr- und Stauchkräften ausgesetzt. In diesem gesamtgesellschaftlichen Kontext erscheint die Fähigkeit des psychischen Immunsystems, ein „experimentelles" Leben im Geist des Staunens führen zu können von eminenter Bedeutung.

Doch was bedeutet, ein „experimentelles" Leben zu führen im Unterschied zu: ein „flexibles" Leben im Sinne Sennetts (1998) führen zu müssen? Es bedeutet, sich selbst neu erfinden, mit der eigenen Identität (besser: den eigenen Identitäten) zu spielen und zu experimentieren. Das Internet ist eine Paradespielwiese dafür: jede neue Seite, auf der wir uns einen neuen *Account* erstellen, ermutigt dazu, mit dem Namen und den Eigenschaften dieser neuen Identität zu spielen. So sind wir auf *Facebook* vielleicht sehr freundlich und auf einem anderen *Account* sehr kämpferisch, auf *Xing* sehr kompetent, auf *Twitter* sehr redselig, während wir auf *LinkedIn* sehr wissbegierig und kreativ sind und auf *Google+* oder auf sonstigen Seiten die Attraktivität im Vordergrund steht. In jedem sozialen Netzwerk erfinden wir uns neu und experimentieren mit dieser Erfindung, bis wir ein Optimum an Passung gefunden haben.

Wir sind immer jemand in einem sozialen Kontext, es gibt kein kontextfreies Sein, wie man auch nicht *nicht* kommunizieren kann. Es gibt kein kontextfreies Leben, selbst wenn wir uns, wie es Henry David Thoreau in seinem berühmten Buch „Walden" (Thoreau, 1971) beschreibt, in den Wald und die Wildnis zurückziehen. Die Welt um uns dreht sich weiter, sie wird den Einsiedler im Wald mal als Propheten des gesunden Lebens, mal als irren Sonderling oder verrückten Autisten einordnen oder als interessantes Studienobjekt betrachten und in die Psychiatrie einliefern (wie in dem Film „Nell" aus dem Jahr 1994 mit Jodie Foster in der Hauptrolle), unabhängig davon, wie die Einsiedlerin oder der Einsiedler sich selbst sieht. In dem Moment, wo sie jedoch von der Einordnung und Charakterisierung durch den Kontext erfährt, wird sie sich zwangsläufig neu definieren müssen. Auch in dem Buch *Walden two* des bekannten Begründers des Behaviorismus Burrhus Frederic Skinner (Skinner, 2005) ist zur Hälfte ein „flexibles" Leben im Sinne Sennetts für die Gemeinschaft möglich, während die andere Hälfte im Sinne Becks für den eigenen experimentellen Lebensentwurf frei ist.

Die permanente Auseinandersetzung mit den Erwartungen, Anforderungen, Normen und Werten des Kontextes wird erleichtert, wenn sie von einem Geist des Staunens und Experimentierens getrieben wird. In diesem Geist der *Kontextkompetenz* sehen neue Auseinandersetzungen und Reibereien nicht wie unüberwindbare Hindernisse aus, sondern wie notwendige Bewältigungsaufgaben, an denen wir wachsen können.

Kontextkompetenz bedeutet in diesem Zusammenhang, den Kontext „lesen" zu können, die Herausforderungen an das psychische Immunsystem darin zu erkennen und entsprechend daraus zu lernen, sich für neue, höhere Herausforderungen zu wappnen. Es bedeutet, den Kontext offen und wertfrei daraufhin abzuklopfen, was für bewältigbare Herausforderungen er in sich birgt. Unbewältigbarer Kontext löst Angst, Depression, Übererregung, Vermeidungsverhalten aus, all dies verhindert freies, selbstbestimmtes Leben. Die *Entängstigung* findet in der Regel durch bewältigbare Konfrontation mit dem angstauslösenden Kontext statt. Deswegen ist Kontextkompetenz im Geist des Staunens und Experimentierens so wichtig für das psychische Immunsystem.

Neue Erkenntnisse aus den Neurowissenschaften zeigen, dass der Zustand des spielerischen Lernens, der „Lernlust", der im „Flow" auftritt, mit Dopaminausschüttungen verbunden ist und ein autotelischer (der Zustand des Flow ist an sich schon das Ziel), selbstmotivierender Zustand ist. Dopamin ist ein Botenstoff, der hauptsächlich im Mittelhirn an Stellen wie Substantia nigra, Septum, ventrales Tegmentum, Nucleus accumbens gebildet wird (Olds & Milner, 1954) und von da vor allem in orbitofrontale Regionen ausstrahlt und Glücksgefühle verursacht (Burke, Franz, Miller & Schoenbaum, 2008). Deswegen wurde Dopamin auch häufig als „Glückshormon" bezeichnet, das hauptsächlich für die Bahnung von guten Gefühlen und Lernen verantwortlich, aber auch an der Steuerung der Wachheit und der Lenkung der Aufmerksamkeit beteiligt ist (Klein, 2007, S. 104 ff.). „Es steigert Neugierde, Lernvermögen und Fantasie, Kreativität und Lust auf Sex." (Spitzer, 2006). Dopamin wird also ausgeschüttet, wenn Menschen Lust und Glück empfinden, etwas oder jemanden begehren, wenn Vorfreude auf etwas herrscht oder Erwartungen positiv übertroffen werden.

Der Begriff *Lernlust* geht auf den Philosophen und Theologen Jan Comenius zurück, der schon im 17. Jahrhundert die Position vertrat, dass Lernlust angeboren und nachhaltig sei. Um Lernlust zu erleben, müssten „die Sinne in Ordnung sein“, und das Lernen sollte freiwillig geschehen, das Prinzip Neugier, die Lust am Lernen sei wichtig (Comenius, 1970, S. 37). Dieses Prinzip ist etwa im Kleinkind verwirklicht, das bei einem neuen Geräusch sofort neugierig und aufmerksam reagiert. Dieser Zustand wurde für die Psychotherapie bisher wenig erforscht und fruchtbar gemacht. Der gegenteilige Zustand wäre einer der Unkonzentriertheit, Zerstreutheit, Impulsivität, wie sie für ADHS beschrieben wird, eine Übersteigerung der Lernlust wäre *Lernwut*, ein Zustand, den manche *Savants* aus dem Autismus Spektrum aufweisen, wie der Film *Rain Man* mit Dustin Hoffman und Tom Cruise (Regisseur: Barry Levinson, 1988) so schön aufzeigt. So „lernt“ hier das Gehirn des autistischen Hauptdarstellers automatisch, wie viele Streichhölzer aus einer Streichholzschachtel herausgefallen sind, die Namen und Nummern eines Telefonbuchs oder die Reihenfolge und Wahrscheinlichkeit der Karten eines Kartenglückspiels.

Die Suche nach neuem, aufregendem Nervenkitzel und auch die Neigung, anregende, riskante Situationen aufzusuchen, ist ein Phänomen, das in der Psychologie seit den 60er Jahren des vorigen Jahrhunderts unter der Bezeichnung *Sensation Seeking* untersucht wird (Hammelstein, 2008; Zuckerman, 1979). Möglicherweise besitzen Menschen mit einem hohen *Sensation Seeking*-Wert, wie z. B. Bergsteiger, Feuerwehrleute, Piloten, Fallschirmspringer, *Bungee*-Springer (die an einem langen Gummiseil in die Tiefe springen), *Basejumper* (die mit einer flugfähigen Kleidung aus großer Höhe springen und bis zum Boden gleiten) oder Menschen, die sich sexuell riskant verhalten nicht nur ein hohes Bedürfnis nach neuen, aufregenden Erfahrungen, sondern auch eine erhöhte Flow-Fähigkeit.

3.1.4 Bauchintelligenz – Wir sind Viele!

Was mich nicht umbringt,
macht mich stärker.
Friedrich Nietzsche

Die Parallelen zwischen Gehirn und Darm sind frappierend: Beide bestehen aus unzähligen Windungen und Falten und – wie man jetzt weiß – verfügen beide über eine Unzahl an Nervenzellen, die Botenstoffe wie Serotonin und Noradrenalin freisetzen und benötigen. Die Neurotransmitter sind die Wörter, mit denen sich die beiden Nervensysteme verständigen. Im Kopf reguliert Serotonin unser Wohlbefinden, im Darm steuert es den Rhythmus der Darmtätigkeit und reguliert unser Immunsystem, 95 % des Serotonins wird im Magen-Darm-Trakt erzeugt. Das *enterische* Nervensystem und das zentrale Nervensystem sprechen quasi die gleiche Sprache. Genau genommen ist das Bauchhirn unser erstes und älteres Gehirn: die ersten mehrzelligen Lebewesen verfügten über nicht viel mehr als einen Verdauungstrakt und eine minimalistische neuronale Steuereinheit dazu.

Das Bauchhirn besteht aus ca. 200 Millionen verbundenen Neuronen (etwa so viele wie im Gehirn eines Hundes zu finden sind), die eine sehr komplexe Population von bis zu 100.000 Milliarden unterschiedlichster Bakterien in unserem Darm hegt und pflegt (das sog. *Mikrobiom*). Wir sind sehr viele, wir sind Myriaden: In unserem Körper gibt es bis zu 100 Mal mehr Bakterien als Zellen! Jeder von uns trägt 1 bis 2 kg Bakterien in sich, wir sind im Prinzip ein Bakterienbus, der mehr Bakterien-DNA als humane transportiert.

Unser Bakterienkompositum ist so einzigartig wie ein Fingerabdruck. Das enterische Nervensystem steht über den *nervus vagus* in ständigem Dialog mit dem Gehirn.

„Sag mir, wer deine Bakterien sind und ich sag dir, wer du bist." Der Enterotypus, also der Typus der Darmflora, den wir haben, legt unsere Veranlagungen fest. So bestimmt das *bacterium akkermansia* etwa unsere Fettverbrennung und damit zum Teil, wie fettleibig wir werden und schützt uns vor Diabetes. Die Auswahl dieser Bakterien kann entscheidend sein, wie unser Kontakt zur Welt ausfällt: sie beeinflussen unsere Stimmung, unseren Gesundheitszustand und sogar unsere Persönlichkeit (Denjean, 2013). Man hat festgestellt, dass bei Individuen, die an bestimmten Krankheiten leiden, wie z. B. Alzheimer-Demenz, Parkinson, Autismus, Asthma, Allergien oder Fettleibigkeit, dieselben Bakterienpopulationen fehlten oder überrepräsentiert waren.

Wir spüren manchmal, dass die Kraft guter Entscheidungen aus dem Bauch kommt: Wir haben Schmetterlinge im Bauch, wenn uns eine Person gut gefällt oder ein undefinierbares gutes oder schlechtes Bauchgefühl, eine Intuition zu einer Sache, die uns warnt oder signalisiert, dass wir auf dem guten Weg sind. Die Natur schafft Redundanz, wo sie kann, wir verfügen über fast alles in zweifacher Ausfertigung: zwei Augen, zwei Ohren, zwei Händen, zwei Beine, zwei Nieren, zwei Herzkammern, warum also nicht über zwei Hirne, ein Bauchhirn und ein Kopfhirn?

Das enterische Hirn ist eine Schlüsselstelle des psychischen Immunsystems, da von hier die basalen Signale (Antonio Damasio spricht von „somatischen Markern") kommen, was gut und was nicht gut für uns ist. Durch die Erledigung der elementaren Kontaktaufnahme mit der Welt über die Nahrung nimmt das enterische Hirn dem Gehirn eine wichtige und schwierige Aufgabe ab. Durch die Entdeckung des Feuers durch den *Homo ergaster* konnte die Nahrung verdaulicher und bekömmlicher gemacht werden, so dass die Energie für ein großes zentrales Nervensystem zur Verfügung stand. Das untere Gehirn erledigte die Drecksarbeit, damit sich das obere Gehirn philosophischen Fragen widmen kann.

Das Reizdarmsyndrom kann im Lichte dieser Erkenntnisse als eine neuronale Hyperaktivität des Darmhirns angesehen werden, es wird oft durch Stress oder traumatische Erlebnisse ausgelöst. Es tritt häufig bei Menschen auf, die alles „schlucken", die sich niemals zur Wehr setzen, niemals „Nein" sagen, deren psychisches Immunsystem also gestört ist. Das enterische Nervensystem nimmt Einfluss auf unsere Gefühle, indem es Signale an unser Gehirn sendet, es ist eine wichtige Schnittstelle zwischen dem biologischen und dem psychischen Immunsystem.

3.1.5 Stressintelligenz

Der moderne Mensch wird in einem Tätigkeitstaumel gehalten,
damit er nicht zum Nachdenken über den Sinn des Lebens und der Welt kommt.
Albert Schweizer

Schmerzen und Leiden zu erdulden war schon in den Schriften des chinesischen Denkers Mengzi (viertes Jahrhundert v. Chr.) die erste Prüfung des Himmels, um das Gemüt zu erschüttern, auf dass der Mensch die Fähigkeiten entwickle, die ihm fehlen, um ein verantwortungsvoller Mensch zu sein. Damit hat er genau das beschrieben, was wir unter Stressintelligenz verstehen. Uns sind Hindernisse in den Weg gelegt, Schmerzen, unangenehme Erfahrungen, Schicksalsschläge, aber auch *daily hassles*, viele, tägliche, kleine Ärgernisse, die wir unter dem Begriff „Stress" zusammenfassen. Stressintelligenz bedeutet die Fähigkeit, Dysstress in Eustress umzuwandeln, schädigende, schlauchende, schleifende Ereignisse in wohltuende, anspornende und weiterführende Ereignisse zu verwandeln, Zeiten der hohen Anspannung und Leistungsfähigkeit durch Zeiten der Entspannung und Muße auszugleichen.

Physisches und psychisches Leiden ist in vielen Religionen der Welt der Ausgangspunkt für die Entwicklung von Stärken. Aus der Destabilisierung durch Leiden und Schmerz erwächst gemäß den generischen Prinzipien der Selbstorganisation (Schiepek et al., 2013, Kap. 4) die Kraft, in einen neuen, höheren Zustand der Stabilität zu wechseln. Voraussetzung dafür ist Stressintelligenz. Das psychische Immunsystem benötigt, um gut zu funktionieren die Fähigkeit, die eigenen Ressourcen dahingehend einsetzen zu können, dass sie einen Zustand physischen oder psychischen Leidens in einen angenehmeren Zustand verwandeln helfen.

Nehmen wir als Beispiel ein ganz normales Arbeitsleben: Es gilt Probleme zu lösen, Konflikte mit Mitarbeitern und Vorgesetzten gekonnt zu deeskalieren, die Arbeitszeitverdichtung ist ebenfalls eine psychische Belastung, wir erfahren möglicherweise wenig Anerkennung und Wertschätzung, haben nicht ausreichend Entscheidungsspielraum, wie unsere Aufgaben es erfordern, hoher Termin- und Zeitdruck, Störungen und Unterbrechungen, der Anteil an „Stolpersteinen" ist relativ hoch, wenn man von den Wenigen absieht, die genau das machen können, was sie wollen, solange sie es wollen und wo sie es wollen. Dann gibt es noch so etwas wie Freizeitstress, Aktivitäten, die von einem zu Hause erwartet werden. Arbeitslosigkeit kann ein Stressfaktor sein. Etwa zwei Dritteln aller Berufstätigen fällt es schwer, nach der Arbeit richtig zu entspannen, etwa 40 % sind permanent innerlich angespannt. Fehlende Entspannung nach der Anspannung, fehlendes Wohlbefinden ist der gemeinsame Faktor. Innerlich überdreht und angespannt aus der Arbeit nach Hause zu kommen kann auch ein großer Stressor für die Beziehung sein. Chronischer Dysstress wird zu einem Problem, kann zu Erschöpfung, zu Resignation, zu depressiven Verstimmungen, Burnout, chronischer Erschöpfung führen.

Stressintelligenz bedeutet, die eigene Dynamik und Rhythmik von Anspannung und Entspannung, Belastung und Entlastung zu verstehen. Werden Sie Experte Ihres Stresses! Je länger und stärker die Belastungsphase andauert, desto länger muss auch die Erholung sein. Eine hohe geistige Anspannung kann vielleicht durch eine hohe körperliche Belastung ausgeglichen werden, dies ist eine ganz andere Art Energie. Eine Beanspruchung kann positiv sein, sie fordert uns und fördert unsere Entwicklung, wenn aus Dysstress Eustress wird.

Gesunde Arbeitsbedingungen am Arbeitsplatz, ergonomische Arbeitsplätze, Optimierung der Arbeitsbedingungen, Erweiterung der Entscheidungsfreiheit, Autonomie, Bedingungen zur Selbstentfaltung und gesunde Lebensbedingungen zu Hause, ausgleichende Aktivitäten, eine Balance zwischen Anspannung und Entspannung erleichtern einen intelligenten Umgang mit Stress.

3.1.6 Hardiness

Schildkröten können mehr von der Straße erzählen als Hasen.
Khalil Gibran

Im April 2003 gerät der Bergsteiger Aron Ralston bei einer Wanderung im Blue John Canyon in Utah in eine Felsspalte, wo ein herabstürzender Felsen seinen rechten Arm einklemmt. Der tonnenschwere Fels bleibt unbewegbar im Spalt stecken und mit ihm der Bergsteiger. In einem mühsamen Kampf, der 127 Stunden dauerte, erkennt der Bergsteiger, dass die einzige Möglichkeit, lebend aus dieser Felsspalte herauszukommen, darin besteht, sich selbst den Arm zu amputieren, was er auch tut, nachdem er sich Elle und Speiche vorher brach, weil er sie mit dem kleinen Werkzeugmesser nicht durchtrennen konnte. So makaber sich diese Geschichte anhört, sie beruht auf einer wahren Begebenheit und wurde in dem Film „127 Stunden" verfilmt (Ralston, 2005). Getrieben vom Wunsch, zu überleben, vollbrachte er diese für die meisten Menschen kaum nachvollziehbare Selbstamputation und überlebte. Sein abgetrennter Arm blieb in der Felsspalte zurück. Er bereute den Verlust des Arms nicht, bestieg nach dem Unfall auch weiterhin die Viertausender in Colorado mit einer speziell zum Bergsteigen konstruierten Armprothese. Er berichtet, er möchte die durch den Unfall gewonnenen Erfahrungen nicht missen. Er habe ein zweites Leben geschenkt bekommen, welches er nun viel intensiver und dankbarer durchlebe als früher.

Diese Unerschrockenheit und Härte gegen sich selbst half ihm, das Unglück zu überstehen. Hardiness kann am ehesten mit Widerstandsfähigkeit, Robustheit, Courage, Unerschrockenheit, Zähigkeit oder als eine Kombination aus alledem übersetzt werden. Sie ist das Gegenteil von psychischer Überempfindlichkeit, Mimosenhaftigkeit. Der Begriff wurde 1979 von Suzanne C. Kobasa eingeführt (Kobasa, 1979a, 1979b; Kobasa, Hilker & Maddi, 1979). Sie sieht darin die Fähigkeit, Stresssituation sachlich und problemorientiert zu behandeln, ohne Rücksicht auf Gefühle. Dabei sind vor allem drei Komponenten entscheidend (vgl. Abbildung 15):

- *Commitment* (Engagement, Selbstverpflichtung), die Fähigkeit, sich selbst für das, was man tut zu engagieren und dafür einzustehen, unabhängig davon, wie andere das sehen oder welche Hindernisse es gibt. Commitment bedeutet, sich für eine Sache, für sich selbst mit hoher Neugier auf das Leben und Motivation zu engagieren und zu verwirklichen. Das Gegenteil davon wäre Passivität und Vermeidungsverhalten.
- Eine zweite Komponente ist ein *hohes Kontrollgefühl*, d. h. die Überzeugung, Einfluss auf das Geschehen nehmen zu können. Hätte der Bergsteiger Ralston diese Überzeugung nicht gehabt, wäre er schlicht und einfach nicht mehr am Leben. Diese Komponente ist sehr wichtig, sie begegnet uns im Konzept des *locus of control* wieder. Kritische Lebensereignisse werden nicht fatalistisch als unbewältigbare, schicksalhafte Gegebenheiten angesehen, denen man hilflos gegenüber steht, sondern als handhabbare, bewältigbare positive Chancen. Das Gegenteil davon ist eine Kontrollüberzeugung, die fremde Mächte (religiös motiviert), Schicksalskräfte oder andere Menschen am Werk sieht. Ein psychologischer Test, der dies gut misst, ist der FKK, der Fragebogen zu Kontroll- und Kompetenzüberzeugungen (Krampen, 1991).

– Eine dritte Komponente ist *Challenge*, die Fähigkeit, kritische Ereignisse nicht nur ängstlich als Bedrohung anzuschauen, sondern die Herausforderung in einer Stresssituation erkennen zu können. Hätte Ralston sich aufgegeben und die Herausforderung nicht angenommen, wäre er heute ein unbekannter toter Bergsteiger mehr. Er nahm die schwierige Situation als Anreiz, nach einer Lösung zu suchen, sei sie auch noch so ungewöhnlich unkonventionell und in seinem Fall: extrem schmerzhaft.

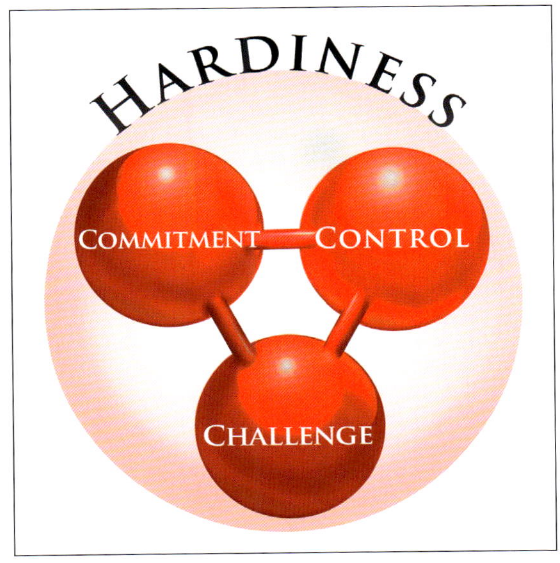

Abbildung 15: Die drei Komponenten der Hardiness: Commitment, control, challenge (© me·di·kom, Abdruck erfolgt mit Genehmigung).

Parallelen zum Konzept des Kohärenzsinns von Antonovsky, des *locus of control* (Rotter, 1966), der Selbstwirksamkeit (Bandura, 1997), des dispositionellen Optimismus (Carver & Scheier, 1981, 1998; Scheier & Carver, 1985) und der Resilienz sind unverkennbar. Hinter diesen ähnlichen bis analogen Konzepten schimmert das psychische Immunsystem durch, die Fähigkeit, das Leben als verstehbar, sinnvoll und in hohem Grade handhabbar wahrzunehmen; die Fähigkeit, kritische, schwierige Lebensereignisse als Herausforderung anzusehen und ihnen mit hohem Engagement und Commitment zu begegnen; die Fähigkeit, in scheinbar ausweglosen Situationen nach Lösungen zu suchen anstatt zu verzweifeln, ruhig zu bleiben und zu überlegen, anstatt zu klagen und zu jammern, die eigenen Ressourcen wahrzunehmen und auf ungewöhnliche Weise einsetzen zu können; die Fähigkeit, die Erwartungen der Folgen des eigenen Handelns optimistisch zu gestalten und das eigene Handeln als wirksam zu erleben.

Das psychische Immunsystem umfasst jedoch nicht nur Handeln und Härte, sondern auch Muße und Maßhalten, Ruhe, Besonnenheit, Re-Kreation, die Wiederherstellung der Psyche. Es gilt auch hier, die eigene Vorgefasstheit, die Rhythmik des eigenen Stürmens und Rückzugs zu erkennen.

3.1.7 Selbstbehauptungskraft

Viele psychische Erkrankungen sind dadurch gekennzeichnet, dass die Kraft fehlt, zu den eigenen Bedürfnissen, Wünschen, Fähigkeiten und Selbstverwirklichungsmöglichkeiten zu stehen und diese durchzusetzen (affektive Störungen, Belastungsfolgestörungen, psychotische Störungen u. v. a.). Bei anderen Störungen ist zu viel von dieser Kraft vorhanden (narzisstische Persönlichkeitsstörung, Psychopathie, Megalomanie). Diese Selbstbehauptungskraft ist eine sehr wichtige Kraftzentrale des psychischen Immunsystems, sie ist eine Qualität des Geistes, die eigenen intellektuellen und emotionalen Ressourcen in Handlungen zu überführen, die dem eigenen Überleben, der Erfüllung der eigenen Bedürfnisse und letzten Endes der eigenen Verwirklichung dienen, gemäß der Bedürfnispyramide von Abraham Maslow, einem der Begründer der „Humanistischen Psychologie" in den 1960er Jahren. Er entwarf „eine positive Theorie der menschlichen Motivationen", die von einer hierarchischen Abfolge von fünf abwechselnd auftretenden Bedürfnissen organisiert sind (vgl. Abbildung 16). Jedes Motiv wächst, bis es zum beherrschenden Bedürfnis des Organismus geworden ist, dann verringert es sich wieder entsprechend dem Grad seiner Befriedigung. So muss der junge und noch nicht voll entwickelte menschliche Organismus zuerst die Bedürfnisse nach Nahrung, Trinken, Bewegung und Sexualität befriedigen, bevor irgendwelche andere Interessen auftreten können. Sobald die physiologischen Bedürfnisse bis zu einem gewissen Grad befriedigt sind, entwickelt sich das nächste, das Bedürfnis nach Sicherheit, Ordnung und Schutz. Dem folgen soziale Bedürfnisse nach einem Partner, einer eigenen Familie, nach Kommunikation. Im vierten Stadium taucht das Bedürfnis nach Selbstachtung, Ansehen, Status und Anerkennung auf. Schließlich, auf der letzten Stufe, suchen wir Selbstverwirkli-

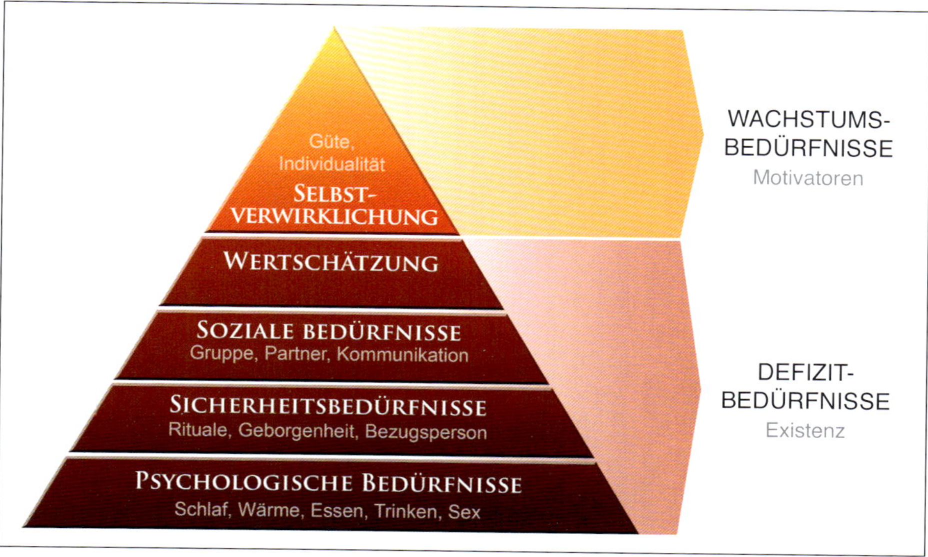

Abbildung 16: Die Maslow-Pyramide wird von der Selbstbehauptungskraft gesteuert (© me·di·kom, Abdruck erfolgt mit Genehmigung).

chung. Das ist der Wunsch, unsere Fähigkeiten und Möglichkeiten voll und ganz zu entwickeln.

In einer speziellen Studie untersuchte Maslow berühmte Persönlichkeiten aus Geschichte, Kultur und Wissenschaft, die ein hohes Maß an Selbstverwirklichung erreicht hatten. Er fand, dass diese Menschen die Realität genauer wahrnehmen, sich selbst und andere besser akzeptieren, in ihren Beziehungen mehr Spontaneität zeigen und dazu neigen, sich auf Probleme und deren Lösung zu konzentrieren. Sie können sich auf sich selbst zurückziehen und eine gewisse Distanz zu anderen halten, sind unabhängig von kulturellen Einflüssen, nehmen dennoch lebhaft Anteil, besitzen die Fähigkeit zur Transzendenz und zu „ozeanischen Gefühlen". Sie identifizieren sich mit der Menschheit, bekennen sich zu tieferen menschlichen Bindungen, sind humorvoll und demokratisch und besitzen die seltene Fähigkeit, moralische Dichotomien und Dilemmata lösen zu können.

Die Selbstbehauptungskraft durchzieht diese Bedürfnispyramide von der Basis bis zur Spitze. Sie fängt schon als Kind mit dem Durchsetzen von Essenswünschen gegenüber Geschwistern an, setzt sich beispielsweise in der Pubertät mit dem „Wegschnappen" attraktiver Partner, Ausbildungschancen und Dominanz in der *Peergroup* fort und entwickelt sich beim „Nestbau", auf der beruflichen Leiter und in der Kindererziehung zu einer reifen, sicheren Kraft. Selbstbehauptungskraft bedeutet, sich selbst als eine autonome, selbstgesteuerte, selbstbewusste, durchsetzungsfähige Entität wahrzunehmen und zu behaupten, seine Meinung und seine Eigenheit in einem sozialen Kontext kundzutun und zu ihr stehen, auch wenn man dadurch Nachteile hat.

Im Englischen heißt Selbstbehauptung *Self-assertiveness*, im Französischen *Affirmation de Soi*, was am ehesten mit Selbstbejahung übersetzt werden könnte. Die Selbstbejahung ist ein essenzieller Aspekt des psychologischen Immunsystems. Sie umfasst den Glauben an sich selbst, die Akzeptanz der eigenen Schwächen und Mängel, die Neugierde auf neue, unbekannte Seiten von sich selbst. „Selbstbehauptung" bedeutet, *sich selbst ein Haupt geben*, eine eigene Wichtigkeit, den eigenen Kopf mit all seinen – eigenen – Sensationen im doppelten Sinne des Wortes wieder ernst nehmen. Die Sensationen des Kopfes sind einerseits seine Wahrnehmungen, Konstruktionen und Interpretationen. Selbstbehauptung bedeutet, diese Sensationen ernst nehmen und ihnen einen Sinn geben. Auf der anderen Seite sind die Sensationen des Kopfes „Sensationen", gute oder schlechte außergewöhnliche Nachrichten, die in uns Begeisterung und Freude oder Trauer und Entmutigung hervorrufen können, wir entscheiden letztendlich selbst, in was wir die Eindrücke der Außenwelt verwandeln. Selbstbehauptung bedeutet, sich des eigenen Wertes bewusst sein („Eigenwertbewusstsein") und diesen der Welt da draußen kundtun.

Ein Selbstbehauptungstraining entwickelt die Fähigkeit zur guten Kommunikation, im richtigen Augenblick die richtigen Worte zu finden, in der Ich-Form zu sprechen, die eigenen Gefühle offen und ehrlich ausdrücken zu können, Probleme und Konflikte auf eine sozial verträgliche Art anzusprechen, Kritik aushalten und verteilen zu können, auf konkreten eigenen Lösungen insistieren, Blickkontakte herstellen und (aus)halten zu können, den Standpunkt des anderen jedoch respektieren. Eine gute Übung dazu wäre, ein Mehrspaltentagebuch einer konflikthaften Situationen zu führen, in der die Auslösesituation, Gedanken, Gefühle und Konsequenzen aufgeschrieben werden (Menning, 2010), so dass die Mechanismen der eigenen Selbstbehauptung deutlich werden.

3.1.8 Zeitintelligenz

Wenn die Zeit eine Wüste wäre, wären Oasen der Ort, wo die Seele ist. Mit der Zeit intelligent umzugehen ist Voraussetzung für psychische Widerstandsfähigkeit. Nicht selten befinden wir uns in unserer beschleunigten Welt im engen Käfig unserer selbst geschaffenen Zeitmechanik: Wir rotieren unter Zeitdruck wie ein Hamster in seiner Tretmühle, alles ist super wichtig und muss sofort zu 120 % erledigt werden. Wenn wir nicht mehr rotieren, scheint die Zeit leer zu sein.

Wie bedeutsam die Rhythmik der Seele ist, hat schon Rudolf Steiner (1948) beschrieben. Wir sehen sie nicht, aber sie ist eine wichtige Kraftquelle, ein Taktgeber der Lebenskräfte. So wissen wir heute aus der Chronobiologie des Gehirns, dass es sich rhythmisch synchronisiert und entlädt (Pöppel, 2000). Dietrich Lehmann (Lehmann & Michel, 2011) hat die sogenannten *Microstates* in EEG- (Elektroenzephalografie) Ableitungen des Gehirns entdeckt, d. h. das Gehirn synchronisiert sich zu stabilen Zuständen (Attraktoren), bleibt zeitlich zwischen 30 und über 300 ms stabil in diesem Mikrozustand und wechselt dann sprungartig in eine ganz andere, neue Polarität in der Topografie (vgl. Abbildung 17).

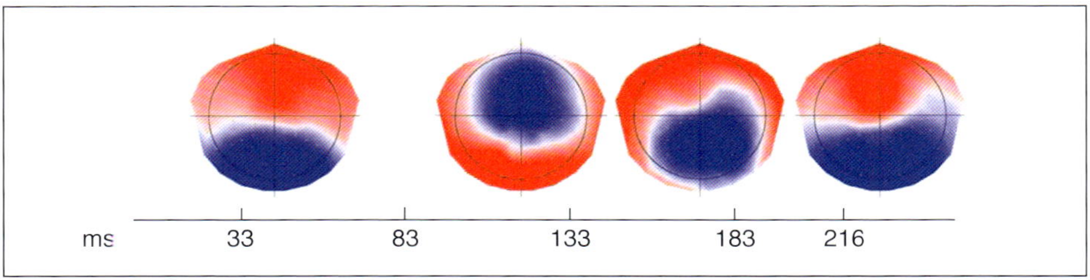

Abbildung 17: Microstates sind zeitlich begrenzte stabile Zustände im Gehirn, die sich sprunghaft verändern.

Dies ist wohl die elementarste Rhythmik in unserem Gehirn, Urheber unbekannt. Der Herzrhythmus, der Atemrhythmus, vegetative Tonusschwankungen, der Schlaf-Wach-Rhythmus sind weitere Beispiele für Aufladungs- und Entladungsrhythmen, die sehr wichtig für unser Wohlbefinden sind. Sie sind eine wesentliche Dimension des psychischen Immunsystems. Man könnte weiter gehen: der Tagesrhythmus als Taktgeber einer vegetativen Gesamtumschaltung, der Wochenrhythmus als essenzieller Arbeits-Erholungsrhythmus, der Monatsrhythmus, der sich an die 28 Tage des Mondzyklus klammert, ist ein wichtiger Erneuerungsrhythmus; der Jahresrhythmus mit seinem Abschluss zu Weihnachten und Neujahr ist ein wichtiger Takt des Loslassens und Neubeginns; der Siebenjahresrhythmus ist schon in alten Kulturen wie in Ägypten oder bei den alten Hebräern bekannt, die das Sabbatjahr kannten, in dem ein Acker brach liegen musste um sich zu erholen und neu zu kräftigen.

Auch heute gewährt man Professoren an vielen Universitäten ein *Sabbatical*, ein Freisemester, in dem sie von der Alltagsroutine freigestellt sind und sich einem Herzensprojekt widmen können. So schrieb der Psychotherapieforscher Klaus Grawe sein berühmtes Buch „Neuropsychotherapie“ (Grawe, 2004) in einem solchen *Sabbatical*. Auch finden bei den meisten Menschen alle 7 Jahre größere biologische (und psychische?) Veränderungen statt: Nach den ersten sieben Jahren ist die Zahnung beendet, das Schulalter beginnt, nach 14 Jahren beginnt die Pubertät, mit 21 ist man in der Regel erwachsen, die körperliche (und manchmal auch die geistige und seelische) Entwicklung erreicht einen Höhepunkt. Mit 28 ist in der Regel die Berufsfindung abgeschlossen, mit 35 eine Familie gegründet usw. Abweichungen von diesen Rhythmen können auf problematische Instabilitäten hinweisen.

So könnte Burnout, die Erschöpfungsdepression der Westeuropäer, eine tief verstörte Entrhythmisierung von Leistung und Erholung sein, die schon in frühen Lebensjahren mit einer instabilen Bindung beginnt, die in eine hohe Leistungs- und Machtorientierung mündet, wie sie in vielen Berufsfeldern wie bei Bankern, Brokern, Chefs und Professoren zu finden ist. Der ganze Kosmos schwingt in unterschiedlich komplexen Rhythmen, vielleicht ist sogar der Urknall ein gigantischer Nullpunkt eines kosmischen Zyklus aus Expansion und Kollaps. Viele Rhythmen sind zyklisch, sie haben einen Anfang und ein Ende, das wie der Ouroboros wieder in einen Anfang beißt … Wer seine Rhythmik verstanden hat, hat sein Gleichgewicht verstanden.

In der Psychotherapie kann die Beobachtung, ob jemand seinem Rhythmus voraus oder hinterher ist, von großer Bedeutung sein. Auch Stress ist ein gestörter Rhythmus, der nicht mehr ausgeglichen zwischen Eustress und Dysstress schwingt. Dabei müssen die Perioden der Erholung nicht 1 : 1 den Zeiten der Anstrengung entsprechen, wichtig ist der Ausgleich.

Die alten Griechen haben zwischen *Chronos*, dem universellen Zeitverlauf und *Kairos*, dem richtigen, günstigen Augenblick unterschieden. Augustinus (1950) spricht von der Zukunftszeit, die wir in der Gegenwart wahrnehmen. Auch die Vergangenheit wird in der Gegenwart realisiert. Aber was ist Gegenwart, sie ist scheinbar ausdehnungslos, da jeder Augenblick im nächsten Augenblick schon Vergangenheit ist. Also gibt es auch Gegenwart nicht. Dieses Paradoxon der ausdehnungslosen Gegenwart hat schon vor mehr als zwei Jahrtausenden viele buddhistische Mönche und Philosophen beschäftigt. Heidegger (1927) hat das Zeitempfinden noch wesentlich genauer mit dem Sein, mit der Endlichkeit des Seins verbunden.

Warum haben wir immer zu wenig von der Zeit, obwohl wir so viel in so wenig Zeit erledigen können? Was die Wissenschaft von dem Zeiterleben herausgefunden hat ist, dass je emotionaler, erlebnisreicher, intensiver wir unser Leben leben, desto umfangreicher erleben wir subjektiv die Zeit. Es kann zu subjektiven Zeitstreckungen kommen oder zum Erleben von Zeitlosigkeit, wenn wir die Zeit vergessen wie im Flow. Andersherum kommt es zu Zeitdehnungen, wenn wir uns langweilen, die Zeit vergeht sehr langsam. Diese Zeit wird jedoch im Nachhinein als sehr ereignislos und kurz empfunden. „Ich habe keine Zeit“, „Ich habe ein Burnout“ ist ein Code für „Ich bin wichtig“, „Ich werde gebraucht“. Es bleibt keine Zeit mehr, zu sich zu kommen, sich selbst zu spüren, seinen Gedanken nachzuhängen. Die Aufmerksamkeit wechselt sehr schnell hin und her, im *Multitasking* wird vieles gleichzeitig erledigt, aber nichts mehr so richtig. Die Zeitverdichtung führt subjektiv zu einer Zergliederung der Zeit, so dass nicht mehr viel im Gedächtnis konsolidiert wird (Pöppel, 2007). Es gibt unterschiedliche Zeitkulturen, die industriellen Gesellschaften sind eher uhrzeitorientiert, die Schweiz etwa ist ein sehr pünklichkeitsorientiertes Land, andere Kulturen sind eher ereigniszeitorientiert, es dauert, wie lange es dauert (Wittmann, 2012). Zeit haben bedeutet Lebenszeit haben, Zeit für die bewusste Wahrnehmung des Selbst, für mich sinnvoll genutzte und gefühlte Zeit.

Die Selbstbestimmung über die Zeit ist ein wichtiger Faktor, ob nun streng getaktet oder ereignisbestimmt. Wer seine Zeit selbst bestimmt, hat ein Gefühl der Kontrolle, ein wichtiger Aspekt des Psychoimmunsystems. Die *Insula*, eine interozeptive Region im Gehirn, die verschiedene Informationen aus dem Körper verarbeitet, scheint eine sehr wichtige Funktion bei der Empfindung von Zeitdauer zu haben. Das Gefühl für Gegenwart, das Gefühl für Selbstbewusstsein scheint mit der einer Insula-Aktivierung zusammenzuhängen (Wittmann, 2012).

Zum häufig beklagten Zeitmangel gehört paradoxerweise der häufige Zeitvertreib, wir haben eine gigantische Industrie entwickelt, die diesen Aspekt bedient. Unser Umgang mit Zeit hat sich geändert, der Anfang des Industriezeitalters sah noch ganz andere Arbeitszeiten vor, als wir sie heute haben. Wir haben heute ganz viele Pausen, von der Verschnaufpause des Läufers, der Beziehungspause der Beziehungsmüden, der Schulpause, die Stillpause der neuen Mutter, Zwangspause des Verunfallten, der Arbeitspause, die Rauchpause des Rauchers, bis hin zur Feuerpause im Gefecht etc. Zeitintelligenz bedeutet Anpassen der Arbeitszeit an die eigene Rhythmik. Dazu gehört, intensive Zeiten des Arbeitens, wo alles andere um einen herum vergessen wird genauso wie Muße, die Gedanken laufen lassen, wie sie kommen, Zeit mit sich haben können. Dies entspricht auch dem Prinzip der Achtsamkeit, sich Zeiten schaffen, in denen man in sich ruht, zu sich kommt, man konzentriert seine Aufmerksamkeit auf … das Nichts, die reinigende Leere.

3.2 Emotionale Ressourcen

In der wissenschaftlichen Literatur wird häufig zwischen Affekten, Emotionen und Gefühlen unterschieden. Die emotionalen Kraftquellen des psychischen Immunsystems beruhen grundlegend auf körperlichen, (neuro-)physiologischen, (neuro-)endokrinen und psychologischen, expressiven Prozessen. Während Emotionen in Form von physiologischer Erregung und als Wahrnehmungen körperlicher Empfindungen sehr gut objektivierbar und somit erforschbar sind, bleibt das subjektive „Gefühl“ sehr der hermeneutischen Variationsbreite des Subjekts unterworfen. *Affekte* werden im englischen Sprachgebrauch oft gleichbedeutend mit Emotionen gebraucht, häufig sind sie von diesen jedoch als die kurzfristigeren, impulsiveren und energetischeren Emotionen abgegrenzt, während als *Stimmungen* die eher langsamen, langdauernden „Emotionsschübe“ bezeichnet werden (Menning, 2011).

Die neurophysiologische Erregung des autonomen Nervensystem und des neuroendokrinen Systems als Grundlage jeder Emotion wurde und wird viel beforscht. Beispielsweise ist das Stresshormon Cortisol Gegenstand umfangreicher Forschungen im Zusammenhang mit Posttraumatischer Belastungsstörung, Trauerreaktionen usw. (z.B. Yehuda, McFarlane & Shalev, 2000), ebenso wurden die Neurotransmitter Dopamin und Serotonin oder Acetylcholin extensiv im Zusammenhang mit Depressivität und anderen Störungen erforscht (Di Giovanni, Di Matteo & Esposito, 2008; Kasper, 1997; Willner, 1985). Erst in den letzten beiden Jahrzehnten wurden auch die Grundlagen positiver Emotionen, dieser überaus wichtigen Kraftquelle, intensiver beforscht. So erreichte das Bindungshormon Oxytocin (manchmal von den Medien auch als „Liebes- oder Glückshormon" bezeichnet) in den letzten Jahren sehr viel Aufmerksamkeit (Heinrichs, von Dawans & Domes, 2009; Kosfeld, Heinrichs, Zak, Fischbacher & Fehr, 2005).

Dopamin war eines der ersten wissenschaftlich erforschten Neuro-Hormone. Olds und Milner (1954) erforschten die sogenannten „Lustzentren" an Ratten, indem sie ihnen Elektroden in den *Nucleus accumbens,* ins *Septum* und ins *Tegmentum* implantierten, Regionen, die für eine intensive Dopaminausschüttung bekannt sind (vgl. Abbildung 18).

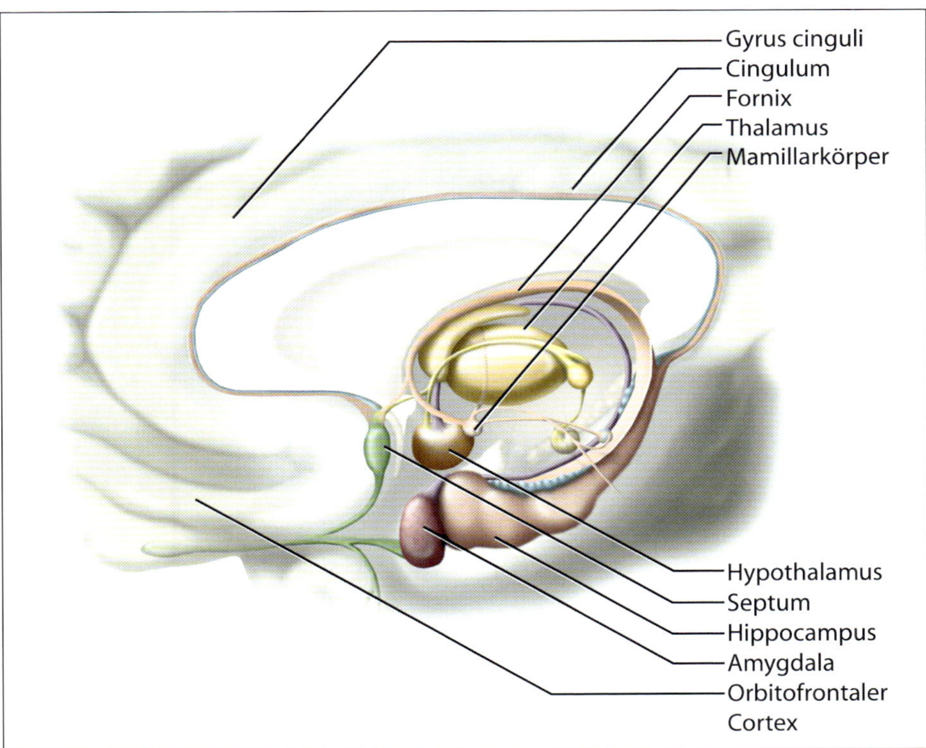

Abbildung 18: Limbische Strukturen wie das Septum oder Tegmentum sind mit Dopaminausschüttung assoziiert. Sie projizieren in den nahen orbitofrontalen Cortex (© me·di·kom, Abdruck erfolgt mit Genehmigung).

Die Ratten konnten diese Regionen über eine Taste stimulieren. Es zeigte sich, dass die Ratten die Tastenstimulation allen anderen Reizen bis auf den Tod vorzogen, selbst Nahrung, Wasser oder Sex wurde angesichts dieser direkten Stimulation ihrer Dopaminausschüttung uninteressant. Ähnliches passiert bei einem Drogenabhängigen, sein Belohnungssystem ist auf eine Substanz geeicht, die viel zur Ausschüttung von Dopamin, Serotonin oder Noradrenalin beiträgt. Emotionen sind eng mit körperlichen Vorgängen verbunden, sie stellen uns die Energie für unsere Handlungsmotivation bereit. Die Fähigkeit zur Selbstregulation der Emotionen, folglich auch zur Regulation des Dopaminsystems, des Lust- und Belohnungssystems, ist eine wichtige Funktion des psychischen Immunsystems.

3.2.1 Mut

Mut steht am Anfang des Handelns, Glück an seinem Ende.
Demokrit

Ist es mutig, bei Rot über die Straße zu gehen? Wenn jemand in Deutschland oder in der Schweiz vor einer roten Ampel steht, bleibt er stehen und wartet brav, bis die Ampel wieder auf Grün schaltet. In Frankreich oder in Italien sagt man: „Grün ist eine Freude, Gelb ist eine Dekoration und Rot ist ein Vorschlag …". Da ist es nicht mutig, bei Rot über die Ampel zu gehen, wenn kein Auto kommt, sondern selbstverständlich. Das Beispiel zeigt, wie eingefleischt bestimmte Verhaltensweisen sind. Uns mag es mutig erscheinen, wenn jemand bei Rot über die Straße geht, in den südeuropäischen Ländern ist man darüber wenig erstaunt. Was für den einen Mut ist, ist für den anderen Wachsamkeit und Gewohnheit. Aber man kann sich auch an den Mut gewöhnen. Wer gewöhnt ist, mutig und direkt seine Interessen zu vertreten, wird wohl kaum zögern, dies zu tun, wenn es erforderlich ist. Nur wer sich von der Angst beherrschen lässt, zögert.

Mut ist eine sehr hochkarätige Komponente des psychischen Immunsystems. Mut stärkt das psychische Immunsystem. Wer Mut hat, steht für sich und seine Sache ein. Mut ist jene Kraft der Seele, die eine Entwicklung ermöglicht, durch Überwindung der Furcht und im Wissen um die Gefahren. Es ist ein Geisteszustand, in dem mentale Festigkeit, Entschlossenheit und Furchtlosigkeit vereint sind, wie es der Psychotherapeut Andreas Dick in seinem Buch „Mut" zusammenfasst (Dick, 2010). Cicero fasst darunter (lat. *fortitudo*) auch die Überlegtheit, Klugheit oder Weisheit mit ein, mit der man sich bewusst in eine Gefahr begibt oder unheimliche Anstrengungen auf sich nimmt, um eines höheren Zieles willen. Die Großartigkeit eines wichtigen Zieles, die Zuversicht (Optimismus), dass es gelingt, die Geduld und Beharrlichkeit, auch durch schwierige und mühevolle Zeiten gehen zu können, sind wichtige Komponenten des Mutes (Cicero, 1998). Augustinus bezeichnet Mut als jene Kraft, die mit Leichtigkeit alles um dessen willen erträgt, was wir lieben (Augustinus, 2004). Mut ist eine Entschlossenheit, die uns hilft, Hindernisse, Schwierigkeiten und Angst zu überwinden und ihnen die Stirn zu bieten, die Probleme an den Hörnern zu packen. Nach Thomas von Aquin ist Mut die Tapferkeit der Seele, welche den Willen mithilfe der Vernunft (wie eine Kompassnadel) auf Mäßigung sowohl der angenehmen (Lust, Übermut) wie der unangenehmen (Unlust, Angst) Regungen ausrichtet, so dass auch Widerwärtigkeiten und Gefahren um eines höheren Zieles willen ertragen werden können und Gutes zu tun ermöglicht wird (Aquin, 1959). Der Mut ermöglicht es also, eine unerschütterliche und sichere Zuversicht zu entwickeln, eine Haltung des Optimismus, die für das psychische Immunsystem sehr elementar ist.

Dem Mut sehr nahe und von ihm bedingt ist die Ehrlichkeit. Wenn Patienten mit dem Thema Ehrlichkeit konfrontiert werden, sagen sie häufig: „Ich bin ehrlich, ich sage immer, was ich denke. Dann wird jedoch, während sie genauer hinschauen, immer deutlicher, dass jeder

Mensch aus Gründen des Selbstschutzes, aus Angst manchmal nicht ganz ehrlich zu sich selbst ist, dass er sich das eine oder andere Glas Wein unter den Tisch lügt, die eine oder andere Behauptung geschönt, die eine oder andere Tatsache verniedlicht, bagatellisiert oder verdrängt hat. Baruch Spinoza, der niederländische jüdische Philosoph, sagte, das wahre Wesen der Seele sei darin begründet, nach dem zu streben, was uns eigen ist. Das Streben, gemäß der eigenen Natur zu handeln setzt die Erkenntnis voraus, dass wir wissen, wer wir wirklich sind, dass wir unsere wahre Natur erkannt haben und dass wir den Mut und die Ehrlichkeit haben, zu ihr zu stehen und danach zu handeln. Nietzsche griff dies in der prägnanten Formel: „Werde, wer du bist!" auf. Ein Mensch mit ADHS (Aufmerksamkeitsdefizit-/Hyperaktivitätssyndrom) wird sich um diese Einsicht bedanken: Desorganisiert, zerstreut und abgelenkt zu sein, mag Einstein noch ganz gut gestanden haben, ist heute aber längst keine Tugend mehr. Gleichzeitig ist jemand mit ADHS voller Tatendrang, Selbstbehauptungskraft und … Mut! Zu diesen Eigenschaften zu stehen, sie zu akzeptieren und die positiven Aspekte davon wahrzunehmen, mag dem „Werde, wer du bist!" nahe kommen.

Ehrlichkeit zu sich selbst, die Fähigkeit, so zu sein, wie man ist, ist schwieriger, als so mancher glaubt. Wir unterliegen starken sozialen „Viren", die unser Denken, Fühlen und Handeln bestimmen. Die bewusste Übertretung dieser Normen erfordert einen Kraftaufwand, eine Anstrengung, die dem Wunsch entspringt, ehrlich mit uns selbst, authentisch zu sein. Selbstwerdung, Selbstverwirklichung sind nur möglich, wenn wir diese uneingeschränkte Ehrlichkeit mit uns selbst suchen und verwirklichen.

3.2.2 Lebenslust

Wenn das Glück kommt, muss man ihm einen Stuhl hinstellen.
Anonym

Am Anfang war *die Lust*. Das menschliche Leben beginnt mit der Zeugung, einem Akt der Lust. Das Kind kommt auf die Welt und kann erst nur Lust und Unlust als emotionale Reaktionen äußern. „Lust ist biologisch eng mit dem Phänomen des Wachstums verknüpft, das ein wichtiger Ausdruck für die sich abspielenden Lebensvorgänge ist. Indem wir uns die Umwelt sowohl körperlich als auch seelisch einverleiben, wachsen wir (…). Wir genießen die Ausgestaltung und Erweiterung unseres Daseins, die zunehmende Kraft, die Entwicklung unserer Bewegungskoordination und unserer motorischen Fähigkeiten, die Vertiefung und Ausdehnung sozialer Beziehungen und die Bereicherung unseres Lebens. Wer gesund ist, hat Appetit aufs Leben, ist lernbegierig und will neue Erfahrungen in sich aufnehmen" (Lowen, 1997, S. 65 f.). Zu wenig Lebenslust, wie sie in dem klinischen Bild der Neurasthenie, später dann als Psychasthenie bezeichnet, führt zu einer apathischen, passiven Lebenshaltung. Die Übersteigerung der Lust, „Lustwut", finden wir in hyperaktiven, manischen, ekstatischen Zuständen.

Ein gesundes psychisches Immunsystem verfügt über diese grundlegende Fähigkeit zur Lebensfreude, wie sie einem Kind gegeben ist. Es singt und spielt und hüpft und entdeckt die Welt jeden Tag aufs Neue, wie Astrid Lindgren Pippi Langstrumpf (Lindgren, 1986) oder Mark Twain Huckleberry Finn (Twain, 2009) beschrieben hat. Dieses Gefühl von überfließender Energie und Lebensfreude hat jeder einmal kennengelernt, spätestens als wir uns zum ersten Mal verliebt haben. Ein Gefühl, Bäume ausreißen zu können, dankbar für jeden Atemzug zu sein, die ganze Welt umarmen zu wollen. In diesem Moment war unser psychisches Immunsystem in Höchstform.

Was tun Menschen, deren Fähigkeit zur Lebensfreude intakt ist: Sie gehen ganz in dem auf, was sie gerade tun (Flow), sie sind neugierig und gehen dieser Neugierde nach, Abwechslung regt die Lebendigkeit und Lebensfreude an, sie sind sehr handlungsorientiert, tatkräftig, sie akzeptieren sich, wie sie sind, sie verfügen über eine gesunde Eigenliebe, achten sich selbst, wie sie sind und können sich selbst behaupten, sie verfügen über Humor und setzen ihn ein, wo sie nur können, sie sind dankbar, gehen auf andere Menschen zu und lassen sich von Rückschlägen, Abneigung und Ausschluss nicht entmutigen, sie lernen aus diesen und entwickeln sich weiter, kurzum: sie verfügen über alle wichtigen Komponenten des psychischen Immunsystems.

3.2.3 Humor und Lachen

Die Lage ist hoffnungslos, aber nicht ernst.
Konrad Adenauer

Lachen löst Stress, stärkt das Immunsystem und kurbelt die Durchblutung an. Zudem wirkt jemand, der lacht, deutlich attraktiver. Die Fähigkeit, humorvoll zu reagieren, ist sehr unterschiedlich ausgeprägt. Besonders nach traumatischen Ereignissen fällt es besonders schwer, humorvoll zu reagieren. Menschen mit einer Posttraumatischen Belastungsstörung oder einer Depression neigen zu Gereiztheit, Verbitterung und sehen sich selbst und die Umwelt sehr negativ. Gerade bei ihnen wäre Humor und Lachen sehr wichtig. „Humor ist, wenn man trotzdem lacht“ lautet der Untertitel des Buches „Soll das ein Witz sein?“ von Hellmuth Karasek (Karasek, 2011). Wenn Sie zum Beispiel in der Stadt Zürich über die Mittagszeit zwei Knöllchen für verbotenes Parken kassiert haben, weil die Knöllchenverteiler da so giftig sind, dass sie hinter der Ecke lauern, kaum hat man das Auto verlassen und ist um die Ecke gebogen. Dann werden Sie mit einem herzhaften Lachen über ein Mittagessen, das sich „bezahlt gemacht hat“, diese Situation sehr schnell wieder vergessen haben. Wenn Sie sich jedoch stundenlang darüber ärgern, erhält dieser Vorfall viel mehr Energie, als er verdient. Soll das ein Witz sein?!

Die Frage: „Wie können Sie die Situation aus einer humorvollen Perspektive betrachten?“ löst in der Regel eine gewisse Überraschung und vielleicht auch Unverständnis aus. Wie soll ich, wenn es mir sehr schlecht geht, humorvoll reagieren? Der Zustand des Leidens ist dem des Lachens so konträr! Trotzdem ist genau dieser Moment der Verunsicherung der gewohnten Betrachtungsweise sehr wichtig. Donna Leon, die berühmte amerikanische Schriftstellerin, beschreibt in einem Interview die Zeit in Saudi-Arabien als eine sehr schwierige Zeit, die sie damit überwand, dass sie ein lustiges Spiel „Saudiopoly“ erfand, mit dessen Hilfe sie die Anfeindungen und Erniedrigungen besser ertragen konnte (Koelbl, 2012).

In Zeiten der Diktatur blüht der Humor besonders lebhaft und ist ein wichtiges Instrument des psychischen Immunsystems, die entwürdigenden Zustände zu ertragen. So kursierten in Zeiten der Ceausescu-Diktatur in Rumänien besonders viele Witze über das Präsidentenehepaar. Es flogen einmal der amerikanische Präsident Jimmy Carter, der russische Präsident Leonid Breschnew und der rumänische Präsident Nicolae Ceausescu in einem offenen Doppeldecker über ihre Länder. Der amerikanische Präsident streckte seine Hand aus und berührte die Antennen eines Wolkenkratzers: „Freunde, wir sind in Amerika, dem mächtigsten Land der Welt!". Später streckte der russische Präsident seinen Arm aus und berührte den Schnee auf dem Wipfel eines Baumes in der Tundra: „Genossen, wir sind in Russland, dem schönsten Land der Welt!". Dann streckte der rumänische Präsident seinen Arm aus, zog ihn schnell wieder ein und sagte: „Werte Kollegen, wir sind über Rumänien, die Rolex ist weg!".

Karasek (2011, S. 291) gibt in seinem Buch ebenfalls einen Diktaturwitz zum Besten, der das Sammeln von Witzen selbst auf die Schippe nimmt: „Carter: ‚Sammeln Sie auch Witze, die über Sie im Umlauf sind?' Breschnew: ‚Nein, aber ich sammle Leute, die Witze über mich erzählen. In Lagern.'" Die gewürzte Kürze dieses Humors ist bestechend.

Die englische Gruppe „Monty Python" erzielt ihre Lacher vor allem durch typisch englisches Understatement, wenn etwa der gekreuzigte Brian in „Das Leben des Brian" *always on the bright side of life* singt oder Roberto Benigni im Film „Das Leben ist schön" aus dem Jahr 1997, wenn er selbst für die absurdesten Vorgänge im Konzentrationslager lustige Geschichten erfindet, um seinen Sohn zu erheitern (Benigni, Cerami & Vagt, 1998).

Humor hat eine befreiende Wirkung, auch wenn er oft auf Kosten von anderen geht. Mit kaum einer anderen Technik gelingt es so schnell, den *state of mind* so radikal zu ändern. Damit ist noch kein grünes Kleeblatt gewonnen, aber es ist ein kleiner Schritt zur Veränderung des Gesamtsystems. Der Perspektivenwechsel gelingt für einen kurzen Moment und eröffnet das Tor für den größeren Perspektivenwechsel. Humor relativiert das Leiden und desaktiviert die Hirnareale, die sich in ewigen Kreisläufen um das eigene Leiden drehen. Die Übersynchronisierung in rechtspräfrontalen Arealen wird für kurze Zeit zugunsten einer eher linksspräfrontalen und -temporalen Aktivierung aufgegeben.

Umberto Eco beschreibt in seinem Buch „Der Name der Rose" das Lachen als ein streng gehütetes Geheimnis, das seine materielle Manifestation in einem verloren geglaubten zweiten Buch der Poetik des Aristoteles über die Komödie hatte. Dieses Buch veranlasste seine Hüter, über Leichen zu gehen, da das Lachen die Grundfesten des Glaubens erschüttern könnte.

Das Lachen ist eine Konstante der menschlichen Existenz und eine der Grundfesten des psychischen Immunsystems. Der Psychologe und Humorspezialist Peter Hain sagt: „Humor ist immer ein wertvolles Angebot" (Hain, 2000b). Humor hilft, Distanz zum eigenen Leiden zu gewinnen. Humor verändert auf physiologischer Seite das Blutbild, reduziert Schmerzen und Stress, fördert die Durchblutung nicht nur der Lachmuskulatur, regt die Verdauung an und hilft, den Blutdruck zu senken. Auf psychologischer Seite regt Humor die Kognition, die Emotionen und die Kommunikation an, hat also im bio-psycho-sozialen Modell vom Menschen eine ganzheitlich durchschlagende Wirkung.

In der Zürcher Höhenklinik Davos pflegten wir mit den Schmerzpatienten ein ganz einfaches Experiment durchzuführen: Wir füllten in einen großen Waschzuber Eiswasser. Die Patienten machten ihren Ellenbogen frei und tauchten ihn in das Eiswasser, während sie über ihre Schmerzen sprachen. Sie erhielten die Instruktion, den Arm so lange wie möglich im Wasser zu halten. Die Zeit wurde mit einer Stoppuhr gemessen und aufgeschrieben. Manche Patientinnen hielten den Arm nur wenige Sekunden, andere bis zu einer Minute und länger darin. Danach wurde der Eiswassertest wiederholt, einmal unter der Bedingung, dass ein Stück von Mozart vorgespielt wurde und einmal, dass die Patienten selbst eine lustige Begebenheit ihres Lebens oder einen Witz erzählten. Sowohl unter der Musik- wie auch unter der Humorbedingung verlängerten sich die Zeiten signifikant, wie lange die Patientinnen den Arm im Eiswasser halten konnten. Besonders deutlich war der Effekt unter der Humorbedingung. Sie beschrieben den Effekt so, dass sie nicht mehr an das Eiswasser gedacht hätten, ja dass sie sogar vergessen hätten, dass der Arm in Eiswasser getaucht war, während sie etwas Humorvolles erzählten. Einen wichtigen Unterschied machte es, dass sie selbst erzählten. Dies aktivierte ganz andere Regelkreise in ihrem Gehirn und der Schmerz war nicht mehr präsent.

Humor entsteht meist aus einer Normverletzung, die den vorgegebenen Bezugsrahmen sprengt. Der Mut, den Bezugsrahmen im erlaubten Kontext des Humors zu verletzten, stärkt auch die Selbstwirksamkeit und ist ein guter Indikator für Lebenszufriedenheit. Hain (2000a) fasst im „Deutschsprachigen Wörterbuch für Psychotherapie" zusammen, dass bereits Sigmund Freud den Humor als herausragenden Abwehrmechanismus entdeckte. Alfred Adler würdigte ihn als eine therapieförderliche Grundhaltung. Viktor Frankl, der eigentliche Pionier des therapeutischen Humors, erkannte, dass nichts den Patienten so sehr von sich selbst und seinem Leiden distanzieren helfe, wie der Humor und sich der Einstellungswandel gerade in der Humorreaktion anbahne. In den 1960er Jahren rückte Farrelly und Brandsma (1986) den Humor seinerseits ins Zentrum der Provokativen Therapie und zeigte, wie viel mehr an therapeutischer Herausforderung Klientinnen zugemutet werden kann, wenn es humorvoll geschieht. Aber auch wichtige Vertreter und Pioniere anderer Therapierichtungen hielten Humor für ihre therapeutische Arbeit bedeutsam, wie z. B. Eric Berne in der Transaktionsanalyse, Albert Ellis in der Rational-Emotiven Therapie, Aaron Beck in der Kognitiven Verhaltenstherapie, Arnold Lazarus in seiner multimodalen Verhaltenstherapie, Carl Withaker in der Familientherapie, insbesondere aber waren Paul Watzlawick oder Milton Erickson für Ihren humorvollen Stil bekannt.

Der Inder Madan Kataria begründete 1995 das Lachyoga in Mumbai. Lachen führt zu einer vermehrten Aufnahme von Sauerstoff, der ganze Körper wird aktiviert und besser durchblutet. Oft kommt eine Verbesserung der Stimmung durch die Stimulierung des Körpers zustande, es kommt schnell zu einem Übergang in einen neuen Geisteszustand. Lachen ist immer ein Zeichen für ein gesundes psychisches Immunsystem.

3.2.4 Optimismus

Der Geist kennt keine ausweglosen Lebenssituationen.
Marcel Proust

Optimismus ist ein anderer Grundpfeiler des psychischen Immunsystems. Der Begriff „Optimismus" kommt von *optimum*, dem Besten, Vorzüglichsten. Was befähigt den einen, nach einer schwierigen Scheidung nach vorne zu blicken, während ein anderer in sieben Jahre Depression versinkt? Was beflügelt die eine, nach dem Tod der Eltern und dem Verlust von Hab und Gut sich wieder aufzurichten und an eine gute Zukunft zu glauben, während die andere in Schmerz und Trauer versinkt und sich nicht mehr zu helfen weiß?

In seiner frühesten Anwendung war „Optimismus" fast ein Schimpfwort, das auf eine Idee des Philosophen und Universalgelehrten Gottfried Wilhelm Leibniz gemünzt war: Leibnitz sprach vom *Optimum* als der besten aller Welten. Er verwendete dieses Gedankenexperiment zur Theodizee, der „Verteidigung Gottes": Gott habe diese Welt zur besten aller Welten in vollkommener Harmonie geschaffen, auch alles Böse könne Gutes schaffen, der Mensch habe es in der Hand, die Welt mit seiner Vernunft zum *Optimum*, zum *immer Besseren* zu verändern. Das reizte seine Kollegen zum Spott über Leibniz' Naivität und sie begründeten damit den „Optimismus".

Die beste aller Welten:

Die moderne Naturwissenschaft gibt Leibniz Recht (Sparmann, 2006): Wir leben wohl tatsächlich auf der besten aller Welten: (1) die Erde kreist in einer für organisches Leben optimalen Distanz von etwa 150 Millionen Kilometer um die Sonne. Nur ein schmaler Gürtel in dieser optimalen Entfernung erlaubt flüssiges Wasser und damit Leben. Wäre die Erde nur geringfügig näher an der Sonne, würde alles Wasser verdampfen, wäre sie geringfügig weiter, würde alles Wasser erfrieren. (2) Auch die Größe der Erde ist optimal. Wäre sie nur geringfügig größer, hätte sie vermutlich keine feste Oberfläche mehr; wäre sie kleiner, könnte sie nicht genug Schwerkraft aufbringen, um die Atmosphäre zu halten, sie würde wie beim Mond im Weltraum verpuffen. (3) Der Mond bremst mit seiner Masse die Rotationsgeschwindigkeit der Erde ab. Ohne den Mond würde die Erde sich viel zu schnell um die eigene Achse drehen und alles würde sich abschleifen, es gäbe viel zu viele und zu starke seismische Aktivität, wir hätten dauernd Vulkane und Erdbeben. (4) Der große Planet Jupiter (und die anderen äußeren Planeten) fängt am Rande des Sonnensystems mit seiner Schwerkraft viele gefährlichen Asteroiden und Kometen ab. Wäre dies nicht der Fall, so würde die Erde dauernd von Himmelskörpern bombardiert werden. (5) Vulkane setzten lebenswichtige Gase aus dem Erdinnern frei, Wasserdampf, Kohlendioxid, Stickstoff, die eine erste dünne Atmosphäre bildeten. Wäre dies nicht geschehen, hätte nichts den kondensierenden Wasserdampf zurückgehalten, damit er als Regen in Kreisläufen auf die Erde zurückfließt, die Erde wäre ausgetrocknet wie der Mars, kein Leben hätte es auf Dauer geschafft. (6) Das flüssige Eisen im Erdkern erzeugt wie ein Elektromotor ein Magnetfeld, das stark genug ist, die geladenen Teilchen von der Sonne, die lebensschädlich sind, von der Erde abzulenken. (7) Die Plattentektonik: Würden sich die Kontinentalplatten nicht zu Bergen zusammenschieben, wäre vielleicht die ganze Erde von Meer bedeckt, es hätte nie den Anpassungsdruck der Evolution gegeben, menschliches Leben, wie wir es heute kennen, wäre undenkbar. (8) Wären vor 65 Millionen Jahren die Saurier nicht durch einen Asteroiden von der Erdoberfläche ausgelöscht worden, hätten die Säugetiere – und damit der Mensch – vermutlich nie eine Chance gehabt, heute würden vielleicht intelligente Raptoren auf der Erde herumlaufen auf der Jagd nach allem, was sich bewegt. All diese Punkte erwecken den Eindruck, die Erde sei wie ein sehr sorgfältig konstruiertes Raumschiff mit den optimalen Lebenserhaltungsbedingungen für die Entwicklung menschlichen Lebens ausgestattet worden. Insofern hatte Leibniz vielleicht doch Recht und wir leben auf der besten aller Welten?

Doch zu Leibniz' Zeiten herrschte eher der Eindruck, die Welt sei von Gott verlassen, der dreißigjährige Krieg hatte über Europa gewütet, das Erdbeben von Lissabon vom 1. November 1755 hatte viele Opfer gefordert, es gab viel Elend, Armut, Unvollkommenheit, so dass noch Voltaire in seinem Roman „Candide oder der Optimismus" gegen Leibniz polemisierte.

Was beflügelt ganze Völker, die Beschwerlichkeiten der Migration auf sich zu nehmen und mit wenig mehr als den Kleidern auf dem Leib in ein neues, unbekanntes Land und Leben aufzubrechen?

Optimismus ist eine Haltung, dass das eigene Leben gut wird, dass die Zukunft gut wird, dass Pläne gelingen und die auftretenden Probleme gelöst werden können. Es ist der Lebensmut, der Menschen immer wieder unbekannte Welten entdecken und erobern lässt, es ist ein Vertrauen, eine Zuversicht, dass es gut kommt und dass es, selbst wenn es nicht so gut kommt, doch wieder gut ist. Es mag sich seltsam anhören, aber *Hiob* ist vielleicht das bekannteste Beispiel für einen Optimismus, der auf seinem Gottvertrauen beruht, der zwar nicht durchgängig da ist, der ihm aber auch den größten Verlust überwinden hilft. Seine Freunde schmetterten ihm eine Kalenderweisheit nach der anderen an den Kopf, als er ganz unten angekommen ist: „Glück hat, wer es verdient" – prahlten sie. „Unglück hat, wer es verdient". „Man wird glücklich, indem man hübsch befolgt, was einem in der Schule und im Religions-Unterricht gelehrt wurde", spottet Ludwig Marcuse (1949), der große Philosoph des Glücks. Hiob hatte es nicht verdient, aber er schafft es auch in der größten Katastrophe, nachdem er alles verloren hatte, sich am eigenen Schopf wieder aus dem Sumpf zu ziehen. Wie, das erfahren wir leider nicht mehr genau.

Was für eine Kraft ist das und woher kommt sie? Warum haben bestimmte Menschen sie und andere nicht? Diese Zuversicht auf das Gute mag genauso Täuschung sein wie aller Glaube an ein höheres Wesen, das unsere Geschicke lenkt, aber es hilft, schicksalhafte Veränderungen gelassener hinzunehmen und die Zuversicht auf das Gute nicht aufzugeben. Ohne Zuversicht stehen wir am Morgen nicht mehr auf, greifen nach dem Aufstehen am Mittag gleich zur Champagnerflasche und salben uns den Tag durch in Selbstmitleid, Sinnlosigkeits- oder Selbstmordgedanken. Der Optimist verblüfft hingegen dadurch, dass er alles in ein positives Licht taucht: Seine Vergangenheit, seine Zukunft, seine Gegenwart, er hält sich selbst für klug, attraktiv, erfolgreich und gesünder als andere. Selbst in den tiefsten Schicksalsschlägen findet er noch etwas Gutes. Jedes Loch, in das er fällt, dient ihm als Herausforderung, wieder auf die Beine zu kommen. Er glaubt an sich und seine Kräfte, das Ungewisse zu meistern, an seinen Aufschwung nach dem Fall, an sein Leben trotz aller Gefahren und Katastrophen. Im Zustand des Optimismus sind wir resistent gegen schlechte Nachrichten. Der Optimist stiehlt sich das Blaue vom Himmel, man kann es auf die einfache Formel bringen: Dem Guten mehr Gewicht geben: dem Guten in sich selbst, dem Guten in der eigenen Entwicklung, dem Guten in der Welt, dem Guten in den anderen.

Eine Aussage ist ganz charakteristisch für den Optimisten: „Auch in ungewissen Zeiten erwarte ich normalerweise das Beste" und Rückschläge nimmt er gelassen hin, da er weiß, er hat es noch nicht „optimal" ausprobiert. Diese heitere, zuversichtliche, lebensbejahende Grundhaltung ist ein wesentlicher Grundpfeiler des psychischen Immunsystems und steht in einem verblüffenden empirischen Zusammenhang mit psychischer

Gesundheit, „Glück", Leistungsfähigkeit und Lebenserwartung. Sie ist eine der stärksten Kräfte gegen Depressionen, Burnout und traumatische Belastungsfolgestörungen.

Martin Seligman, Vordenker der „Positiven Psychologie", beschreibt in seinem Buch „Flourish" (Seligman, 2012) wie Menschen aufblühen, was das Leben glücklich, sinnvoll und lebenswert macht und wie man es zum „Aufblühen" bringt. Seligman war nicht nur Begründer des Konzepts der „Erlernten Hilflosigkeit", sondern entwickelte daraus eben auch das Konstrukt des „Erlernten Optimismus" (Seligman, 2006). Er fand heraus, dass Optimisten dazu neigen, die Ursachen für ihren Erfolg, positive Entwicklungen und freudvolle Ereignisse eher in sich selbst sehen und Misserfolg, negative Entwicklungen und unangenehme Ereignisse in den Umständen begründet sehen, während Pessimisten dies genau andersherum tun, sie sehen die Ursachen für Misserfolg, negative Entwicklungen und unangenehme Ereignisse stabil und dauerhaft in sich selbst, sie generalisieren die tatsächlich erlebten Misserfolge, sie können nichts dagegen tun, fühlen sich als Opfer und haben dadurch eher ein niedriges Selbstwertgefühl.

Man kann sagen, Optimisten schauen genauer hin, sie lernen genauer, sie generalisieren die Misserfolge weniger: sind sie selber schuld, können sie daraus lernen, sind andere

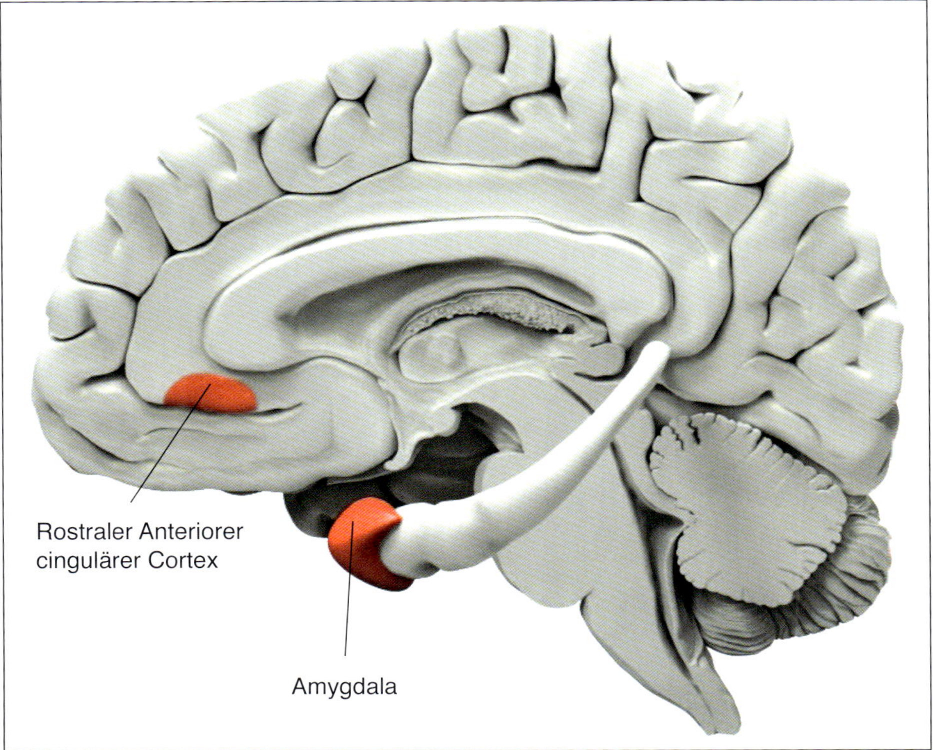

Abbildung 19: Gehirnaktivierung während Optimismus (© me·di·kom, Abdruck erfolgt mit Genehmigung).

schuld, können sie auch daraus lernen. Negative Ereignisse werden als vorübergehend und überwindbar gesehen. Die „psychischen Viren" des Pessimisten sind: „Ich vermassle immer wieder alles", „mir gelingt niemals etwas", „ich bin immer an allem schuld", während der Optimist sagt: „Ich schaffe es!", „Wenn einmal etwas daneben geht, gelingt es beim nächsten Versuch", „jedem passiert mal ein Fehler", „das geht vorüber".

Die britische Neurowissenschaftlerin Tali Sharot und Mitarbeiter (Sharot, Riccardi, Raio & Phelps, 2007) untersuchten die optimistische Wahrnehmungsverzerrung und fanden heraus, dass es vor allem das Zusammenspiel, die Synergie zwischen *Amygdala*, die häufig bei Gefühlen aktiviert ist, und dem rostralen Teil des *Anterioren Cingulums* ist, das während des *optimism bias* mehr aktiviert wird als in den Kontrollbedingungen. Sie fanden diese Optimismusverzerrung unabhängig von der Kultur, aus der jemand kam, vom Alter oder sozialen Schicht (Sharot, 2011, vgl. Abbildung 19). Dabei präsentierte sie den Versuchsteilnehmern eine Reihe von unerfreulichen Ereignissen: das Auto wurde geklaut, die Wohnung verwüstet usw. Die Teilnehmer schätzten die Wahrscheinlichkeit ein, mit der ihnen das passieren konnte. Danach wurde ihnen die „objektive" Wahrscheinlichkeit mitgeteilt. Eine halbe Stunde später hatten alle Teilnehmer ihre Schätzungen korrigiert, und zwar viel stärker, wenn der „objektive" Wert für sie günstiger war. Das Risiko wurde hingegen systematisch unterschätzt: Wenn der objektive Wert höher und der subjektive niedriger war, so wurde trotzdem an dem niedrigeren subjektiven Wert festgehalten. Wenn also das Risiko, dass das Auto gestohlen werde objektiv bei 16 % lag, subjektiv jedoch nur bei 5 %, so wurde an den 5 % festgehalten. Das optimistische Hirn blendet negative Informationen systematisch aus: Erfreuliches wird in den lebhaftesten Farben ausgemalt, während Unerfreuliches eher verdrängt oder verleugnet wird. Die Zukunft erscheint in hellstem Sonnenschein, alle Probleme erscheinen lösbar, die eigenen Kompetenzen werden als sehr hoch wahrgenommen, man schreibt sich eine hohe Kontrolle über die Dinge zu, während alles Negative und Widrige mit einer Handbewegung weggewischt wird.

3.2.5 Philautia, die Eigenliebe

Arbeitet, als würdet ihr kein Geld brauchen.
Liebt, als hätte euch noch nie jemand verletzt.
Tanzt, als würde keiner hinschauen.
Singt, als würde keiner zuhören.
Lebt, als wäre das Paradies auf Erden.
Buddhistische Weisheit

Am Anfang war wohl doch … die Liebe. Thomas von Aquin bezeichnet die Liebe nicht nur als das höchste der Gefühle, sondern auch als Ursprung und Zweck aller anderen Gefühle. Sie beginnt schon sehr früh, Einfluss auf unser Leben zu nehmen. Als Baby sind wir auf die Liebe der Eltern sehr angewiesen. Frühkindliche Bindung an die Eltern ist ein sehr zuverlässiger Indikator für Erfolge im späteren Leben, auch für ein erfolgreiches psychisches Immunsystem. Sicher gebundene Kinder erfahren mehr Stimulation, mehr Zuwendung, mehr Gesundheitsvorsorge, sie entwickeln sich einfach besser. Die Bildung der Mutter spielt ebenfalls eine wichtige Rolle für die *smartness* und den Erfolg ihrer Sprösslinge. Die Liebe der Eltern ist sehr wichtig dafür, dass das Kind lernt, sich selbst auch bei Rückschlägen im Leben zu lieben.

Egoismus ist ein hässliches Wort, in unserer individualistischen, wettbewerbsorientierten Gesellschaft hat es eine sehr negative Konnotation. Aber eine gesunde *Eigenliebe,* in der „das Eigene lieben" drinsteckt, ist überlebenswichtig. Dieser Begriff geht noch über die Selbstliebe hinaus, das abstrakte „Selbst" ist schwerer zu lieben als das konkret gekannte Ureigene. Suizidanten können sich selbst nicht mehr lieben, wie sie sind, sie haben zu wenig Eigenliebe. Menschen mit einer Borderline-Störung verletzen sich selbst, um sich zu spüren, aber auch weil sie die Liebe des Eigenen nicht mehr kennen. Eine gesunde Eigenliebe ist ein sehr wichtiger Teil des psychischen Immunsystems. Wir wissen heute, dass Menschen, die in ihrer frühen Kindheit von der Mutter mit Liebe versorgt wurden, eine gesunde Eigenliebe und ein positives Selbstbild entwickeln, das ihnen zu mehr Selbstwertgefühl, mehr Selbstvertrauen und mehr Bewältigungskompetenzen verhilft (Taylor, 1993).

Optimistische, von sich selbst überzeugte, sich selbst liebende Menschen gründen eher eine neue Firma, gehen Risiken ein, weil sie an sich und an den positiven Ausgang glauben. Sie werden besser und schneller mit (chronischen) Krankheiten, Stress und Belastungsfolgen fertig. Aids-Patienten, Empfänger von Knochenmarktransplantationen, Gebärende oder Überlebende von Gefangenschaft, Geiselnahme oder Terrorangriffen haben bessere Überlebenschancen, wenn sie optimistisch und mit Kampfgeist auf Beeinträchtigungen reagieren.

Eigenliebe bewahrt uns vor unnötigen Selbstzweifeln, aber verleitet uns in seiner Maßlosigkeit – ähnlich wie Verliebtheit – zu einer Reihe von Selbsttäuschungen und lässt so manche ins Megalomane abheben (Kahneman, 2011). Eigenliebe ist Seelenstärke, wenn sie der Erhaltung des Eigenen dient, wenn sie hilft, seinem eigenen wahren Wesen gemäß zu handeln. Sie schließt die Liebe der anderen nicht aus, sondern ist geradezu Bedingung dafür (Buber, 1923).

3.2.6 Thymotische Kraftzentren: das Stolz-Zorn-Empörungsspektrum

Wild at heart!
Film von David Lynch

Peter Sloterdijk unterscheidet in seinem Buch „Zorn und Zeit" (Sloterdijk, 2006) zwischen einem „erotischen oder verlangenden ‚Teil der Seele'" (S. 32) und einem thymotischen, der auf den griechischen Begriff des Thymos zurückgeht und ein ganzes Spektrum an selbstwerterhalten, psychoimmunisierenden Komponenten der Seele enthält. Dies sind „Stolz, Empörung, Zorn, Ambition, hoher Selbstbehauptungswille und akute Kampfbereitschaft" (ebd, S. 32). Die Eigenliebe gehört genauso dazu wie Eigenwertbewusstsein, Selbstbehauptungswille und Würde (ebd., S. 34). Ebenso sind Selbstachtung, Geltungswille, Ehrgeiz, Indignationsbereitschaft und Rechtsempfinden (ebd., S. 38), aber auch das Bedürfnis nach Selbstverwirklichung und Selbstentfaltung in diesem Komplex enthalten. Diese „thymotischen Kraftzentren" wurden in der Folge einer christlich geprägten Demuts- und Unterwerfungsdoktrin eher verteufelt und dämonisiert. Die psychoanalytische Tradition hat diese „tief eingeschliffenen Konditionierungen der westlichen Psyche" (ebd., S. 34) anfangs übernommen und sie in der Tradition der christlichen Moralisten abgewertet und dem neurotischen Spektrum zugeordnet. Wer mit vor Stolz geschwollener Brust ein Lied auf die eigene Heldenhaftigkeit anstimmt, wird erst mal vom narzisstischen Podest heruntergeholt und mit der eigenen Triebhaftigkeit und Abhängigkeit von frühen Interaktionsmustern konfrontiert. Interessanterweise dient heute die institutionalisierte Psychotherapie immer mehr dem Mammon der Leistungsgesellschaft, die mit ihren „Demutsdressuren" (ebd., S. 34) einer Unterdrückung der Selbstbehauptungskräfte frönt. Dabei sind gerade diese thymotischen Kraftquellen wichtige Abwehrkräfte des psychischen Immunsystems.

Indignez-vouz!, „Empört Euch!" schrieb der französische Widerstandskämpfer Stéphane Hessel in hohem Alter. Was ist Empörung? Empörung ist ein innerer oder geäußerter Widerstand gegen Verletzungen der Selbstbehauptungskräfte. Empörung ist eine sehr wichtige emotionale Ressource des psychischen Immunsystems, wenn grundlegende Bedürfnisse verletzt sind.

Psychotherapie kann das Aufbrechen, Aufdecken und Entkräften von selbstwertschädigenden Immunisierungen bedeuten. Wenn Wut, Hass, Zorn nicht in Handlung ausmünden, werden sie autoaggressiv zu Selbsthass, Wut auf sich selbst und führen zu Selbstschädigung in den verschiedensten Variationen; Schneiden, Verbrennen, Schlagen, Selbstverstümmelung, Fressanfälle, Alkohol- oder Drogenmissbrauch, psychosomatische Erkrankungen. Es handelt sich quasi um eine psychische Autoimmunerkrankung, das psychische Immunsystem richtet sich gegen sich selbst und greift die eigene Psyche oder den eigenen Körper an und schädigt sie. Nichtgeäußerte, nicht entfaltete thymotische Kräfte entfalten sich nach innen, wenn der Weg nach außen versperrt ist. So kann von einem breiten Spektrum an thymotischen Kraftquellen gesprochen werden, von Ambition, Stolz in seiner milden Form bis zu Wut, Zorn, Kampfgeist in seiner heftigeren Form.

3.2.7 Aggressionskompetenz

Die Kultur muss alles aufbieten, um dem Aggressionstrieb des Menschen Grenzen zu setzen.
Sigmund Freud

Wenn der „Krieg der Vater aller Dinge" ist, dann ist der Zorn eine eminent wichtige Kraft des psychischen Immunsystems, es ist dies eine Kraft, „die die Menschen aus der vegetativen Benommenheit befreit" (Sloterdijk, 2006, S. 14), sie ist eine Primärenergie, sie ist „Aktionskraft in quintessentieller Gestalt" … „Als die Kraft, welche die strittige Welt im Innersten zusammenhält, bewahrt er (der Zorn) die Einheit der Substanz in der Vielheit der Eruptionen (ebd., S. 17).

Nehmen wir an, wir empören uns bei einem guten Freund über die Intrigen während der Arbeit. Die emotionale Energie strömt in dieses Gefühl, das kurzfristig Erleichterung bringt, aber etwas ist, von dem wir weg wollen, von dem wir uns nicht berühren lassen wollen. Und doch berührt es uns umso mehr, je mehr wir davon erzählen. Anstatt davon wegzukommen, steigern wir uns immer mehr hinein, am Ende sind wir „Feuer und Flamme". Gefühle sind die Energie der Gedanken, sie bringen die Gedanken zum Leben. Diejenigen Gedanken, in die wir diese Energie investieren, werden dadurch verstärkt und wichtig. Am Ende geht es uns wie in Watzlawicks Geschichte von dem Mann, der einen Hammer vom Nachbarn ausleihen möchte und sich in die Fantasie hineinsteigert, der Nachbar könnte ihm den Hammer möglicherweise nicht ausleihen wollen. Zum Schluss geht er zu dem Nachbarn und schreit ihn an: Behalten Sie ihren dämlichen Hammer für sich!

Aggression gehört zu der Grundausstattung des Menschen. Sie ist seit je her wichtig für das Überleben in einer feindlichen Umwelt. Das soziale Überleben hängt manchmal entscheidend davon ab, wie wir unsere Aggression einsetzen, Selbstbehauptung, Durchsetzungsvermögen ist nur mit einem gewissen Maß Aggression möglich. Aggressionskompetenz bedeutet weder, seine Aggressionen zu unterdrücken, noch sie hemmungslos auszuleben, sondern für die jeweilige Situation das richtige Maß zu finden. Sich durchzusetzen und zu behaupten ist ein natürliches Bedürfnis des Menschen und eine elementare Kraft. Es geht um Ressourcen, um eine eigene Meinung, das Eigene bekannt tun und durchsetzen, die richtige Position im Leben einnehmen, einen besseren Sexualpartner finden usw.

Aggressionsexzesse sind sehr häufig bei psychischen Störungen, viele Menschen mit einer narzisstischen Persönlichkeitsstörung leiden auch an einer Tendenz zu dissozialem, antisozialen bis hin zu psychopathischen Verhaltensweisen und Persönlichkeitsstrukturen. Die Aggression kann sich in einer Positivspirale von Mal zu Mal verstärken, wenn etwa ein Vorgesetzter „Blut geleckt" hat und beginnt, die Wirksamkeit seiner macchiavelischen Macht immer mehr zu genießen. Er wird seine Mitarbeiter immer mehr demütigen, wird die Zügel immer enger anziehen, doch auch das wird nicht mehr reichen. Um seine Macht weiter auszukosten, wird er die eine oder andere „Daumenschraube" einführen und seine Mitarbeiter noch besser kontrollieren und zur Arbeit peitschen zu können.

Selbst die kleinste menschliche Gemeinschaft, die Dyade, das Paar, ist nicht frei von Aggression und potenzieller Gewalt. In der nächstgrößeren „Zelle" der menschlichen Gesellschaft, der Familie in ihrer klassischen oder modernen Ausprägung als Patchwork-Familie, ist die Tendenz zur Aggression virulent. Wo immer ein Mensch auf einen anderen trifft, tritt er in Konkurrenz mit ihm. Die Fähigkeit, seine Aggression, seine Lust und seine Leidenschaft in diesem Verhältnis auszuleben, bestimmt über Macht oder Ohnmacht, manchmal sogar über Leben und Tod. Selbst Geschwister und Ehepartner sind von Aggressionsschüben nicht ausgenommen.

Viele Menschen, die an einer Suchterkrankung leiden, leiden auch unter einem erhöhten Impulsivitäts- und Aggressionspotenzial. Unter Drogen oder Alkohol ist die Impuls- und Gefühlskontrolle oft sehr reduziert. Herabgesetzte Impulskontrolle macht zerstörerische Aggression sehr viel wahrscheinlicher.

Aggression ist ein ständiger Begleiter der Menschwerdung gewesen. Die Geschichte der Entstehung des Menschen ist eine Geschichte der Aggressionskompetenz. Wer das *richtige* Maß an Aggression an den Tag legte, überlebte.

Aggression in der Menschwerdung:

Vor Jahrmillionen war ganz Afrika ein feuchtes, tropisches Gebiet. Als es allmählich begann, auszutrocknen, der Regenwald zurückging, wurde der aufrechte Gang ein wichtiger Überlebensvorteil. Zweibeinigkeit war sehr ungewöhnlich unter Säugetieren, aber wer sich aufrichtete, konnte das Gras der Savanne überblicken, mögliche Feinde oder wilde Tiere leichter erkennen, seiner Aggression freien Lauf lassen, konnte Früchte von höheren Ästen pflücken, beim Laufen Energie sparen und weitere Strecken bewältigen.

Schimpansen sind sehr gute Kletterer, sie hangeln sich von Ast zu Ast, von Baum zu Baum über weite Strecken durch den Dschungel, doch wenn sie laufen, müssen sie alle vier Gliedmaßen einsetzen, sind sehr langsam, haben wenig Ausdauer und verbrauchen viel Energie. Eine gänzlich ungeeignete Methode, um schnelles Wild zu jagen. Ganz anders bei unseren Vorfahren, die sich aufrichteten.

Neue Lebensformen entwickeln sich, weil die DNA beim Kopieren manchmal mutiert. Es gibt Hinweise, dass schon vor 5 bis 7 Millionen Jahren der früheste und primitivste Vorfahre des Menschen den aufrechten Gang versucht hat, der *Sahelanthropus tchadensis*: Das Fossil „Toumaï“, was auf Deutsch ungefähr Lebensmut oder Hoffnung auf Leben bedeutet, hatte vor etwa 6 Millionen Jahren existiert. Die ursprüngliche Form konnte rekonstruiert werden, der Übergang zwischen Wirbelsäule und Kopf war der eines Zweibeiners! Er war möglicherweise der erste aufrechtgehende menschliche Vorfahre. Dies zeigt, dass der aufrechte Gang viel früher als vermutet versucht wurde. Über Jahrmillionen lebten diese aufrechtgehenden Vorfahren mit kleinen Gehirnen. Sie lebten etwa fünfundzwanzig Mal so lang auf der Erde wie der moderne Mensch bisher.

Der *Australopithecus Afarensis* „Lucy“, der im Afargebiet in Äthiopien gefunden wurde, ging schon vor 3 bis 4 Millionen Jahren aufrecht, wie die Position der Kniescheiben und des Beckens es beweisen. Bei einem Schimpansen zeigt das Becken nach vorn, bei Lucy ist es wie beim heutigen Menschen noch oben offen. Bis hierhin schien die Entwicklung relativ friedlich zu verlaufen.

Ähnlich verhält es sich mit dem 3,3 Millionen Jahre alten Fossil eines dreijährigen Kindes, das in der Safarsenke in Äthiopien gefunden wurde. Dies wurde auf den Namen Selam getauft, was äthiopisch für Frieden steht. Die Gehirngröße nahm zu, Werkzeuge wurden in die Hand genommen, Waffen ermöglichten ein Jagen aus der Distanz, das Risiko, selbst verletzt zu werden, verringerte sich. Doch dieser Überlebensvorteil unserer zweibeinigen Vorfahren war schon damals ein Akt der Aggression gegenüber anderen Primaten: viele Seitenzweige starben aus.

Vor rund 2 Millionen Jahren taucht eine neue Schädelform auf, die des *Homo habilis,* des ersten, der der Gattung Mensch zugeordnet wurde (Leakey, Tobias & Napier, 1964). *Habilis* bedeutet auf Latein „geschickt“, „begabt“. Diese Art, die später ausstarb, da sie von noch geschickteren Menschenarten verdrängt wurde, erstellte Werkzeuge aus Steinen, mit denen sie Knochen aufschlugen, Fleisch abtrennten und einfache Waffen bauten. Der Daumenballen war sehr breit, wie beim Menschen, das Gehirn war wesentlich größer als beim *Australopithecus*, ca. doppelt so groß, mit einem Volumen bis zu 800 ccm im Vergleich zu etwa 400 ccm beim *Australopithecus*. Das langsamere Wachstum führte zu größeren Gehirnen. Das Affenmaul war verschwunden. Warum machte die Entwicklung nach Jahrmillionen so einen Sprung? Was war der Anlass dafür? In

Kenia wurde man fündig. Schnelle klimatische Veränderungen, abrupte Klimaumschwünge, nasse Perioden wurden von trockenen und die wieder von feuchten abgewechselt, evolutionär schnelle Wechsel, Unbeständigkeit machten unsere Vorfahren anpassungsfähiger. Wer sich nicht anpassen konnte, starb aus. Der bessere Problemlöser *Homo habilis* überlebte und verdrängte durch die sanfte Aggression der besseren Entwicklung andere Seitenzweige des Menschen, die nicht so „geschickt" waren.

Die Variabilität selbst war die treibende Kraft der Evolution. Wir sind nicht an ein bestimmtes Umfeld oder Klima angepasst, sondern können uns an jedes Klima anpassen. Unsere Vorfahren reisten in langsamen Wanderungen dem Wild hinterher um die ganze Welt, machten Feuer, gründeten Gemeinschaften. Der *Homo erectus* vor 1,3 Millionen Jahren war Werkzeugmacher, Jäger, die Beine wurden länger, die Arme kürzer, das Gehirn größer, die Aggression stärker.

Aggression war von Anfang an da, doch wann tauchten Kreativität, gemeinschaftliches, fürsorgliches Handeln, symbolisches Denken auf? Die Paläoanthropologen Richard und Meave Leakey entdeckten ein Schädelfragment eines *Homo erectus* in Kenia. Sie nannten ihn den Turkana-Jungen, sein Skelett war fast vollständig, 1.61 m groß, ein sehr früher Mensch, er war nur etwa 8 Jahre alt (Leakey, 1994). Die lange Kindheit gibt den Gehirnen Zeit, zu wachsen und zu reifen. In seinem Gehirn ist das Broca-Areal schon ähnlich ausgebildet wie beim heutigen Menschen. Es ist der Beginn der technischen Intelligenz, des Erfindungsreichtums bei Steinwerkzeugen, eine neue Form der Intelligenz war entstanden. Der Nachteil war, er brauchte viel mehr Nahrung für das große Gehirn, Fleisch war dafür seht gut geeignet, da es sehr nahrhaft und kalorienreich war. Der Homo erectus war nicht am Ende der Nahrungskette, er wurde selbst auch gejagt und von anderen Tieren verfolgt, denen er den Lebensraum und die Ressourcen streitig machte. Der Turkana-Junge war schon ziemlich unbehaart, das brachte ihm den Vorteil gegenüber fellbehaarten Vierbeinern, dass er für das Rennen gebaut war, er konnte seinen Körper durch Schwitzen abkühlen. Das ermöglichte ihm die Hetzjagd. Die Buschmenschen in der Kalahari-Wüste tun es heute noch so: Sie jagen die Tiere in der Mittagszeit, wenn die Tiere normalerweise verdauen und ausruhen. Sie hetzen das Tier über Stunden bis zur Erschöpfung. Sie selbst können weiter laufen, weil sie schwitzen können, aber die fellbehaarten Tiere haben nur eine begrenzte Ausdauer, da sie sonst überhitzen. So kamen sie an Fleisch und konnten den hohen Nahrungsbedarf des Gehirns stillen. Doch auch diese Art, die als der gemeinsame Vorfahre von Homo sapiens und Neandertaler gilt, starb aus, sie wurde von noch schnelleren und intelligenteren Vertretern der Gattung Mensch abgelöst.

Die Erfindung des Feuers brachte den entscheidenden Unterschied. Jetzt stand plötzlich genügend Energie zur Verfügung, um ein großes Gehirn zu versorgen. Die komplexen Gesellschaftstrukturen der frühen Menschen trieben die Entwicklung des Gehirns weiter voran. Der Gebrauch von Feuer und das Kochen von Nahrung ließen kleinere Zähne und einen kürzeren Darm entstehen. Wir wurden dadurch sozialer, die Feuerstelle wurde der gemeinsame Ort, wir lernten zu teilen. Die Bindung zwischen Mutter und Kind unterschied sich deutlich zu der bei Affen. Menschliche Babys haben eine unsicherere Bindung als Affenkinder. Kindstötungen sind beim Menschen viel häufiger als bei anderen Primaten. Der Orang-Utan lässt das Kind nie los, es besteht immer Körperkontakt. Menschliche Säuglinge müssen Abzeichen der Gefühle der Eltern erkennen, deuten und sich fragen, was sie über ihn denken. Der Mensch lernte, gemeinsam zu leben und gemeinsame Ziele zu verfolgen. Er ging auf lange Wanderungen, verließ Afrika und breitete sich wie ein Virus auf der Welt aus.

Fossile Funde des *Homo erectus* wurden auch in Dmanissi in Georgien gefunden, sie waren rund 1,8 Millionen Jahre alt, eine große Überraschung. Schon zu dieser frühen Zeit hatten unsere Vorfahren Afrika verlassen. Auf der Insel Flores in Indonesien wurde der „Hobbit" gefunden, der *Homo floresiensis,* er hatte ein kleines Gehirn, tauchte vor etwa 95.000 Jahren dort auf. Vielleicht hatte er sich aus dem *Homo erectus* entwickelt. Auf Flores, einer Insel mit begrenztem Nahrungsangebot ist Kleinwuchs ein Überlebensvorteil.

Klimaveränderungen bewirkten, dass sich das Grasland aus Afrika nach Norden verschob und mit ihm die Tiere und mit ihnen der Mensch Richtung Norden und Osten wanderten. Der Prozess ging sehr langsam vonstatten, der *Homo erectus* eroberte nach und nach auch Europa und lebte bis vor etwa 50.000 Jahren. Damit lebte er etwa 2 Millionen Jahre, viel länger als wir, *Homo sapiens* bisher, und war somit der erfolgreichste Vorfahr des Menschen. Unsere eigene Spezies existiert erst seit etwa 200.000 Jahren. Aber ein geringer Überlebensvorteil und ein hohes Maß an Aggressivität ließ ihn überleben. Als der *Homo sapiens* in den Nahen Osten kam, starb der *Homo erectus* aus. Als er nach Europa kam, starb der Neandertaler aus.

Die Neandertaler, aus dem *Homo heidelbergensis* hervorgegangen, die von etwa 500.000 bis vor etwa 200.000 Jahren lebten, kannten ein neues, systematischeres, strategisches Denken, das Planung erlaubte, Bewusstsein, symbolisches Handeln, wie etwa Bestattungen. Sie waren uns schon sehr ähnlich. Sie jagten Großwild, aber sie konnten ihre Beute nur aus direkter Nähe jagen. Ihr Leben war hart und kurz, nur wenige wurden älter als 30 Jahre. Sie existierten fast 400.000 Jahre lang, doppelt so lang wie der Mensch bis jetzt. Vor 25.000 Jahren verschwanden sie, sie wurden vom Homo sapiens abgelöst.

Der Mensch hat irgendwann die genetische Vielfalt eingebüßt. Es gab irgendwann einen Flaschenhals, vor etwa 140.000 Jahren wurde ein Großteil Afrikas unbewohnbar. Der moderne Mensch stand kurz vor dem Aussterben, nur etwa 600.000 Individuen überlebten die Megadürren. Die Ressourcen systematisch zu nutzen erforderte eine gewisse Denkkomplexität. Vor etwa 71.000 Jahren begann er, spezialisierte Werkzeuge zu nutzen, Bohrer usw., wie Funde an der südafrikanischen Küste zeigen. Schmuck, Körperbemalungen, symbolische Handlungen, Informationen wurden außerhalb des menschlichen Körpers gespeichert, sie war leichter weiterzugeben, von Generation zu Generation. Tausende von Dürrejahren hatten sie gezwungen, sich zu verändern, sie strömten von Afrika hinaus. Der Neandertaler besaß einen großen Körper und ein großes Gehirn, er brauchte ca. 5.000 kcal pro Tag. Der Mensch war kleiner, brauchte viel weniger, verfügte über bessere Werkzeuge, Wurfspeere mit Knochenspitzen, damit konnte er in einem größeren Radius effektiver jagen, mit geringerem Risiko für sich selbst, es begann die rücksichtslose Ausbeutung der Umwelt, große Tiere wurden ausgerottet, wie etwa das Mammut oder der Höhlenlöwe. Nach und nach wurde der Neandertaler in Randgebiete abgedrängt, vor etwa 28.000 Jahren waren die letzten wohl am Gibraltar, weiter ging es nicht. Der Mensch sorgte in seiner Menschwerdung für das Aussterben vieler konkurrierender Arten. Wie diese Spezies die Ausbeutung ihrer Umgebung intensivierte, ist einzigartig. Er ist die anpassungsfähigste Spezies auf dieser Welt. Unsere Kultur ist der Speicher dieser Anpassungsfähigkeit.

Die Evolution steht nie still, wir sind noch eine sehr junge Spezies, die sich wie ein Virus aggressiv und ungehindert auf dem Globus vermehrt hat. In der Gesamtsicht der Evolution hatten *Homo erectus, Homo heidelbergensis* und sogar der *Homo neanderthalensis* als Spezies eine weitaus längere Lebensdauer als der *Homo sapiens* bis jetzt. Das gleiche trifft auch auf viele Tierarten zu, die schon seit Jahrmillionen existieren und als Art bis heute überleben. Das richtige Maß an Aggression, die Kompetenz, Aggression im richtigen Maß einzusetzen, führte zum Erfolg oder Misserfolg einer Spezies. Zu wenig Aggression führte zur Unterlegenheit gegenüber Mitkonkurrenten, zu viel Aggression führte zu einer extrem expansiven Vermehrung und zur heuschreckenartigen Eliminierung aller Ressourcen bis hin zur Ausrottung der ganzen Art.

Als die 19-jährige Steffi Graf am 2. Juli 1988 im Damenfinale im Centrecourt in Wimbledon gegen die viel erfahrenere 31-jährige Martina Navratilova spielte, sagte sie nach der ersten Runde in einem Interview: „Also, die Chancen, dass ich noch gewinne, waren nicht sehr groß. Nachdem ich meinen Aufschlag verloren hatte, und dann 5:5 und 5:6 stand, dann war ich sehr enttäuscht eigentlich und habe immer wieder gedacht, Mensch verrückt, dass Du den Satz verloren hast, und mir immer wieder Vorwürfe gemacht, *dass ich einfach nicht aggressiv genug war.*“[3] Sie fing an, mehr zu riskieren und spielte fortan aggressiver und besiegte die hartnäckige Konkurrentin. Danach galt Steffi Graf praktisch als unschlagbar.

Der kompetente Umgang mit Aggression wird entscheidend sein für das Weiterbestehen der menschlichen Art. Dazu gehört ein bewusster, konstruktiver Umgang mit Aggression, nicht um ihrer selbst willen, nicht um jeden Preis und in einem gesunden Ausmaß. Intensive menschliche Bedürfnisse bedürfen einer starken Selbstregulation. Die Aggressionsfähigkeit ist – nüchtern betrachtet – eine elementare Kraft des Menschen, sie gehört einfach zur *conditio humana*, sie zu verleugnen wäre naiv. Sie ist notwendig zum Überleben in einer feindseligen Umgebung. Sie liefert die Energie für ein gesundes Durchsetzungsvermögen und Selbstbehauptung. Tugenden wie Mut, Tapferkeit, Selbstbewusstsein, psychische Stärke, Ehrlichkeit, Wehrhaftigkeit sind nicht ohne ein gewisses Maß an Aggressivität denkbar. Die Frage: „Wann haben Sie zuletzt Wut verspürt?“ sollte im psychotherapeutischen Repertoire genauso wenig fehlen wie die Frage nach Mut, Tapferkeit, Stärke, Selbstbewusstsein und letzten Endes auch nach Aggressionsfähigkeit und -kompetenz.

3.2.8 Würde

Die Würde des Menschen ist unantastbar.
Art. 1.1 des Deutschen Grundgesetzes

Etymologisch ist der Begriff der „Würde“ (Lat. *dignitas*) mit dem Begriff „Wert“ verwandt und bezeichnet ursprünglich Rang, Ehre, Verdienst, Ansehen der Person. Immanuel Kant hat sich in mehreren Schriften zur praktischen Philosophie damit auseinander-

3 Sendung „Kalenderblatt“ im Deutschlandfunk von 02.07.2013: http://www.dradio.de/dlf/sendungen/kalenderblatt/2150319/

gesetzt, in der „Grundlegung zur Metaphysik der Sitten“, der eigentlichen „Metaphysik der Sitten“ und in der „Kritik der praktischen Vernunft“. Er begründete den Begriff der „Menschenwürde“ mit der Vernunft des Menschen, die sich nur selbst ihr eigenes Gesetz zur Beurteilung des Guten geben kann. Jede Handlung hat einen Preis oder einen inneren Wert, die Würde, jeder Mensch kann seine Handlungen autonom als gut oder böse bewerten. Allein durch diese Fähigkeit des Menschen steht ihm Würde, Menschenwürde zu, die nicht weiter verrechenbar ist.

Würde als Geisteshaltung findet bei Friedrich Schiller in Auseinandersetzung mit der Kant'schen Philosophie seinen Niederschlag in einer Abhandlung „Über Anmut und Würde“, die 1793 in der Zeitschrift „Neue Thalia“ erschien. So wie die Anmut der Ausdruck einer schönen Seele ist, so ist Würde der Ausdruck einer erhabenen Gesinnung. Für Schiller ist Würde Ausdruck einer erhabenen Gesinnung, ist die Beherrschung der Triebe durch die moralische Kraft der Geistesfreiheit. Bei der Würde ist der Geist der Beherrscher des Körpers und der Handlungen, „Anmut liegt also in der Beherrschung der willkürlichen Bewegungen, Würde in der Beherrschung der unwillkürlichen“ (Schiller, 1997). Der Mensch verfügt über den freien Willen, sich für Würde zu entscheiden.

Würde ist ein hohes menschliches Gut. Es ist erstaunlich, dass die amerikanische Verfassung zwar das Leben, die Freiheit und das Recht auf Streben nach Glück *(the pursuit of happiness)* und den Besitz schützt, aber die Würde des Menschen mit keinem Wort würdigt. In der Präambel der Allgemeinen Erklärung der Menschenrechte findet sich dagegen die Würde an erster Stelle: „Alle Menschen sind frei und gleich an Würde und Rechten geboren“. Auch das deutsche Grundgesetz hat die Würde direkt in seinem ersten Absatz stehen.

Was ist Würde? Wie wird sie aufrechterhalten? Wann ist sie verletzt? Ist Diskriminierung, Ausgrenzung, Demütigung, Mobbing, Bossing (Herabsetzung durch den Boss) eine Verletzung der Würde, eine Entwürdigung? Ist die psychische Unversehrtheit Teil der Würde? Im Artikel 1.1 des Grundgesetzes heißt es: „Die Würde des Menschen ist unantastbar. Sie zu achten und zu schützen ist Verpflichtung aller staatlichen Gewalt.“ Das ist ein sehr hehres Ziel. Kann ein Staat das gewährleisten? Kann er seine Bürger vor allem schützen, was die Würde verletzt?

Was ist die psychische Seite der Würde? Wie entsteht sie, was macht sie aus? Reddemann (2008) dekliniert den Zustand der Würde durch seine verschiedenen Aspekte als einen vergessenen Wert in der Psychotherapie. Würde als ein Gegenmodell zur Scham oder Beschämung: „Solange die Würde jedes Menschen geachtet wird und dieser Mensch sie auch selbst achtet, ist entwürdigende Scham nicht vorstellbar“ (S. 36). Verwandte Begriffe sind Wertschätzung, Würdigung, Respekt.

Der Mensch hat den aufrechten Gang „erfunden“, damit er erhobenen Hauptes seine Umgebung bis zum Horizont wahrnehmen und seine Hände frei benutzen kann. Der aufgerichtete Mensch begann, seine Würde zu begreifen. Würde kann als eine überlebenswichtige Komponente des psychischen Immunsystems begriffen werden, sich des eigenen Wertes, der eigenen Erhabenheit, der eigenen Entscheidungsfreiheit bewusst zu sein, die eigene Würde nach einem schwerwiegenden Trauma oder einer psychischen Verletzung wiederfinden, indem man die eigene Wahrheit und Freiheit und den eigenen Wert wiederfindet und dazu stehen kann, und sei sie noch so furchtbar. Hüter der Würde ist das psychische Immunsystem.

3.3 Motivationale Ressourcen

Denken was wahr,
und fühlen was schön,
und wollen was gut ist:
darin erkennet der Geist
das Ziel des vernünftigen Lebens.
Platon

Neben den kognitiven, am Denken und den emotionalen, am Fühlen orientierten Kraftquellen sind die volitionalen und motivationalen, am Wollen orientierten Ressourcen von Bedeutung. Woher nehmen wir die Willenskraft, am Leben zu bleiben, Hindernisse zu überwinden, schlechte Zeiten zu überstehen? Ohne diese Kraft nutzen alle Fähigkeiten nichts. Ein Mensch, der schwimmen kann und in einen Fluss springt, weil er nicht mehr leben möchte, wird sterben, auch wenn er noch so ein guter Schwimmer ist. Nach jedem Hinfallen wieder aufzustehen ist keine Selbstverständlichkeit, so mancher bleibt einfach liegen, weil er die Willenskraft nicht mehr aufbringt, wieder in den Kampfring zu steigen.

3.3.1 Aufgehen im Tun

Es kann, wer glaubt zu können.
Und es kann nicht, wer nicht glaubt zu können.
Dies ist ein unumstößliches, unbestreitbares Gesetz.
Pablo Picasso

Der Flow-Zustand ist ein sehr angenehmer Zustand der Selbstvergessenheit in einer Tätigkeit, des lustvollen Aufgehens im Augenblick, des Schaffensrauschs, der mit höchster Konzentration und mit einem energetisierten Fokus der Aufmerksamkeit auf eine Aufgabe verbunden ist, in dem Höchstleistungen in einem bestimmten Bereich erzielt werden: im Sport, im Spiel, in der Arbeit, es ist ein Zustand der Gipfelerfahrung, der „optimalen Erfahrung“, der auftritt, wenn eine große Herausforderung mit hohen Bewältigungsfertigkeiten zusammentreffen. Diese Aktivität ist mit hohen Dopaminausschüttungen im Gehirn verbunden, die intrinsische Motivation, den Zustand immer wieder herbeizuführen ist sehr hoch. Es sind Aktivitäten, die mit einem hohen Selbstverwirklichungspotenzial einhergehen.

Der Flow-Zustand ist eine ungewöhnliche Erfahrung, jeder, der sie gemacht hat, möchte sie nicht wieder missen. Es ist das vollkommene Aufgehen und Sich-Vergessen in einer Tätigkeit, das Vergessen von Raum und Zeit und Erreichen einer optimalen Koordination, einer Kohärenz zwischen Handlung und Bewusstsein, eines Zustands des spielerischen Lernens, der „Lernlust“. Csikszentmihályi (1990) beschreibt diesen mentalen Zustand als

„die optimale Erfahrung". Er hat Ähnlichkeit mit Zuständen des Tagträumens, der Versunkenheit, der Entrückung, der meditativen Kontemplation, der Trance und Ekstase wie sie in allen Kulturen und zu allen Zeiten beschrieben wurden (Ellenberger, 2007). Es ist ein Zustand der fokussierten Aufmerksamkeit, wie sie in manchen Meditationsformen praktiziert wird. In seiner negativen Ausprägung grenzt dieser Bewusstseinszustand an das Phänomen der Dissoziation, in dem ein Bereich des Denkens, Fühlens oder Wollens „ausgelagert" und eigenständig wird.

Der Flow-Zustand taucht in der psychologischen Literatur im Zusammenhang mit *peak experiences*, mit intrinsischer Motivation und mit Selbstverwirklichung auf. „Gipfelerfahrungen" wurden schon von Abraham Maslow (1962) als die glücklichsten, ekstatischsten Momente beschrieben, Momente der Entrückung, der Liebe oder einfach des „Getroffenseins" von einem Musikstück, von einer Idee, einem Gemälde oder von einem kreativen Moment. Die meisten Gipfelerfahrungen treten während athletischen, künstlerischen, religiösen oder Naturerlebnissen auf, während Momenten hoher Intensität oder Intimität oder während des Bewältigens von erheblichen Hindernissen auf dem Weg zum Erreichen eines wichtigen Ziels.

Der Flow-Zustand tritt während Gipfelerfahrungen auf, aber nicht jeder Flow-Zustand führt zu einer Gipfelerfahrung. Ein spannendes Buch oder Spiel führt zu Flow, aber nicht zwangsläufig zu einer Gipfelerfahrung. Das Erfahren dieser Zustände kann in hohem Maße zur Selbstverwirklichung beitragen, der höchsten Stufe in der Bedürfnispyramide von Maslow. Menschen, die diese Stufe erreichen, machen diese Erfahrung öfter und kultivieren damit einen Zustand der höchsten Intensität der Wahrnehmung, der Gefühle, der Neugier, Ehrfurcht und Ekstase während des Gipfelerlebnisses, das dadurch per se zu einem tiefen Sinnerleben führt.

Der Flow-Zustand ist hauptsächlich intrinsisch motiviert, Aktivitäten, die Flow auslösen, werden selbstmotiviert aus Interesse an der Tätigkeit selbst aufgenommen, weil sie ein gutes Gefühl auslösen, „Spass machen". Programmierer erleben diesen Zustand, wenn sie sich intensiv mit einem Code auseinandersetzen, Läufer beim *„runner's high"*, gute Schwimmer beim Schwimmen, Biker beim Motorradfahren, Künstler beim Malen usw. Er tritt häufig bei Aktivitäten auf, in denen man ganz aufgeht, beim Schachspiel, beim Laufen, Klettern, Skifahren, Segeln, Kajakfahren im Wildwasser oder beim Tanzen usw. – die Belohnung liegt in der Tätigkeit selbst; die Sportpsychologie ist eine wahre Fundgrube für Flow-Phänomene. Man kann diesen Zustand jedoch nicht willentlich herbeiführen, man kann ihn nur vorbereiten und günstige Rahmenbedingungen dafür schaffen.

Die neurobiologischen Grundlagen dieses Zustands wurden wohl zum ersten Mal von Olds und Milner (1954) experimentell erforscht: Sie entdeckten im Tierexperiment, dass die Bereiche des Gehirns, die mit Dopaminausschüttung assoziiert sind, auf der Verhaltensebene eine Lust an einer wiederholten Aktivität hervorriefen, wie sie für den Flow-Zustand beschrieben wird.

Dopamin ist ein Botenstoff, der hauptsächlich im Mittelhirn in Regionen wie *Substantia nigra, Septum, ventrales Tegmentum, Nucleus accumbens* gebildet wird und von da vor allem in orbitofrontale Regionen ausstrahlt und Glücksgefühle verursacht (Burke et al., 2008). Deswegen wurde Dopamin auch häufig als „Glückshormon" bezeichnet, das hauptsächlich für die Bahnung von guten Gefühlen und Lernen verantwortlich, aber auch an der Steuerung der Wachheit und der Lenkung der Aufmerksamkeit beteiligt ist (Klein, 2007). „Es steigert Neugierde, Lernvermögen und Fantasie, Kreativität und Lust auf Sex" (Spitzer, 2006). Dopamin wird also ausgeschüttet, wenn Menschen Lust und Glück empfinden, etwas oder jemanden *begehren*, wenn Vorfreude auf etwas herrscht oder Erwartungen positiv übertroffen werden. Je nach Tätigkeit, etwa bei Extremsportlern, kann auch Adrenalin und Serotonin eine wichtige Rolle spielen.

In 4 EEG-Experimenten, die wir am Psychologischen Institut der Universität Zürich in Zusammenarbeit mit dem Institut für Informatik durchgeführt haben, konnten wir zeigen, dass der Flow-Zustand mit einer verminderten interhemisphärischen Aktivität (vgl. Abbildung 20), einer verminderter Gehirnaktivität in temporo-parietalen Arealen, die mit Selbstreferentialität assoziiert werden, und einer hochlateralisierten linkshemisphärischen Aktivität einhergeht. Areale des präfrontalen Cortex, die mit Aufmerksamkeitssteuerung und Emotionsregulation in Verbindung gebracht werden, zeigten hingegen vor allem im Bereich der hochfrequenten Betawellen eine signifikant erhöhte Aktivität. Im ersten Experiment waren die Teilnehmerinnen „Leseratten", die Flow beim Lesen kannten. Sie mussten ein Buch, das sie gerade faszinierte, im EEG-Labor an einer spannenden Stelle weiterlesen. In der Nicht-Flow-Bedingung mussten sie dagegen in einem Telefonbuch lesen und in der „Baseline"-Bedingung wurde die Gehirnaktivität des Default-mode-Netzwerks gemessen. Das Erreichen des Flow-Zustands wurde mit der Flow-Kurzskala nach Rheinberg überprüft. In den nächsten drei Experimenten wurden jeweils spezifische Aufgaben mit erhöhten Schwierigkeitsgraden dargeboten: eine Lernaufgabe lösen, ein Spiel mit einfacher oder komplexer Mustererkennung.

Im Flow-Zustand wird die Aufmerksamkeit von der Realität und vom eigenen Selbst-, Raum- und Zeiterleben abgezogen und auf eine ganz bestimmte Aufgabe fokussiert, es kommt zu einer „Derealisation" in positivem Sinn, einer kurzzeitigen „Entfremdung" von der Realität und einer Einengung des Bewusstseins auf einen begrenzten Realitätsbereich. Diese „optimale Erfahrung" ist ein „Zustand, bei dem man in eine Tätigkeit so vertieft ist, dass nichts anderes eine Rolle zu spielen scheint; die Erfahrung an sich ist so erfreulich, dass man sie selbst um einen hohen Preis machen möchte" (Csikszentmihályi, 1990). Der Flow-Zustand ist nicht notwendigerweise angenehm, so tritt er häufig in gefährlichen Situationen auf, beim Klettern, Wandern durch tiefen Schnee, wie Reinhard Messner berichtet (Messner, 2005a, 2005b). In dem Film „Der letzte Samurai" lernt ein amerikanischer Offizier, von Tom Cruise gespielt, die Kunst des Schwertkampfes. Dabei sagt ihm ein erfahrener Kollege, er denke zu sehr daran, was die anderen über ihn dächten, wie die anderen ihn sähen, das hemme seine Bewegungen. Die sozialen Regeln, die vielen Gedanken, die wir uns über soziale Angemessenheit und Erwünschtheit machen, sind im Flow-Zustand ausgeschaltet, es steht nichts mehr zwischen Reiz und Reaktion, „es" reagiert aus uns heraus, die Kontrolle durch „Du sollst/darfst/musst (nicht)" ist ausgeschaltet. Flow ist ein Zustand, in dem die Aufmerksamkeit von der Realität und dem „normalen" Zeiterleben abgezogen wird und auf eine ganz bestimmte Sache fokussiert wird: Die verbliebenen Sinneseindrücke werden intensiver erlebt, mit Steigerungsmöglichkeiten zu Trance oder Ekstase. Dieser Zustand war schon zu Urzeiten bekannt und akzeptiert, manchmal sogar geheiligt, etwa im Schamanismus (Eliade, 2006; Ellenberger, 2007).

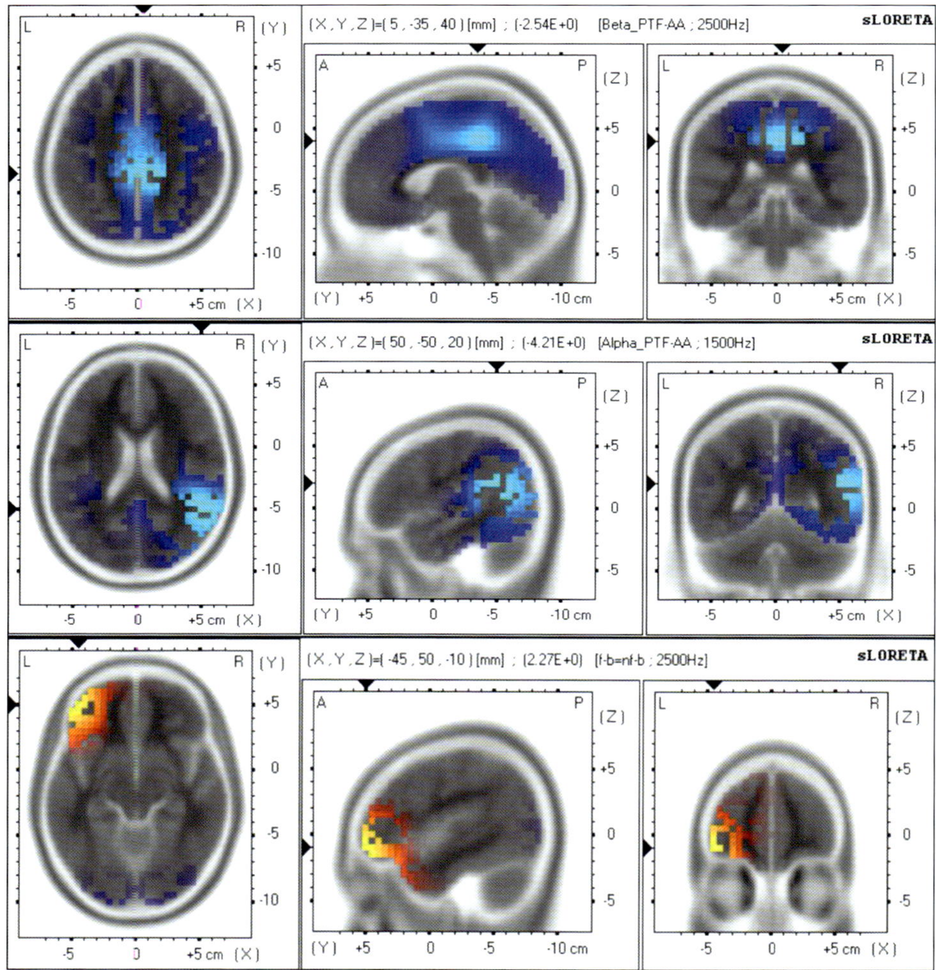

Abbildung 20: Aktivierungen und Desaktivierung während Flow: Interhemisphärische und rechtsparietale Aktivität ist im Flow-Zustand vermindert, während linksfrontal deutlich aktiviert wird.

Wichtig ist ein Gefühl der Kontrolle über sich selbst. Viele „Experten" in ihrem Gebiet beschreiben dieses Gefühl, in Harmonie, „eins" mit sich selbst zu sein: Maler, Athleten, Musiker, Schachmeister, Chirurgen. Es sind Phasen des Ringens um Bewältigung einer Herausforderung. Solche Menschen sind nur selten gelangweilt, haben Spaß an allem, was sie tun, gleichwie öde oder schwierig es ist, sie führen ein anstrengendes Leben, da sie für neue Erfahrungen sehr offen sind (Hammelstein, 2008), sie haben das Gefühl, ihr Leben selbst zu steuern, sie sind mit ihrem Los zufrieden und schauen optimistisch in die Zukunft. Psychologen bringen es in Verbindung mit dem Gefühl des Glücks, der

Lebenszufriedenheit, des subjektiven Wohlbefindens, der intrinsischer Motivation, der Selbstmotivierung.

In diesem „selbstvergessenen" Bewusstseinszustand tritt die Handlung in den Vordergrund, das Bewusstsein von sich selbst und den anderen tritt zurück. Raum und Zeit werden auf das „Hier und Jetzt" fokussiert. Nicht nur die umgebende Realität wird auf ein ganz spezifisches Stimulusfeld eingeengt, sondern auch die Zeitwahrnehmung wird fokussiert, Vergangenheit und Zukunft werden ausgeblendet, nur noch der gerade aktuelle Moment zählt. Beim Klettern ist äußerste Konzentration auf jeden Handgriff und Fußtritt wichtig, wie Reinhold Messner berichtet, jede Ablenkung, jeder Fehltritt oder Fehlgriff könnte zum Absturz führen, das Abschweifen der Gedanken ebenso.

Obwohl die Kontrolle durch soziale Regeln und Ängste ausgeschaltet ist, herrscht ein hohes Kontroll- und Kompetenzempfinden über die eigenen Fähigkeiten. Es herrscht ein Gefühl der Angstfreiheit und das Gefühl, alles unter Kontrolle zu haben. Die eigenen Fähigkeiten entsprechen den Anforderungen. Im Oktantenmodell (Csikszentmihályi, 1997) wird deutlich, dass der Flow-Zustand eintritt, wenn hohe Anforderungen einem hohen Fähigkeitslevel entsprechen (vgl. Abbildung 21). In der Mitte steht das durchschnittliche Anforderungs-/Fähigkeitsniveau eines Menschen. Liegen nun die Anforderungen und/oder die Fähigkeiten unterhalb einer mittleren Ausprägung, erlebt die Person Angst, Be-

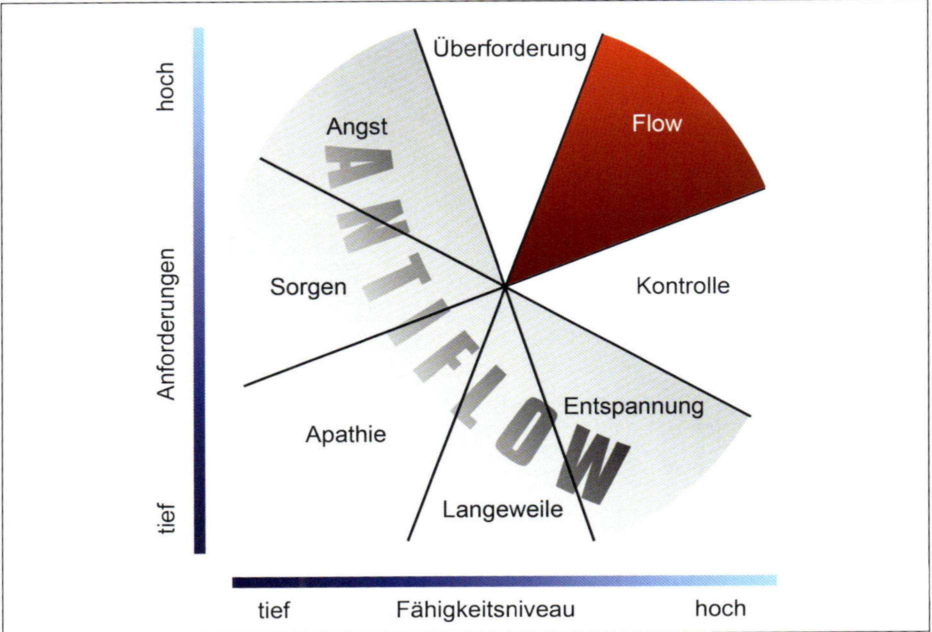

Abbildung 21: Es gibt viele Geisteszustände, die dem Flow-Zustand nicht förderlich sind, wo entweder die Anforderungen oder das Fähigkeitsniveau zu tief sind. Erst bei einer hohen Passung von beiden tritt der Flow-Zustand auf (© me·di·kom, Abdruck erfolgt mit Genehmigung).

sorgtheit, Apathie, Langeweile, Entspanntheit, Erregung oder Kontrolle. Offensichtlich ist der Flow-Zustand die optimale Erfahrung im Vergleich zu allen anderen. Nach diesem Modell entsteht bei wenigen Fähigkeiten und wenigen Herausforderungen Apathie, Rückzug, Depression; bei mittleren Fähigkeiten und geringen Herausforderungen entsteht Langeweile, *Boreout;* bei hohen Fähigkeiten, aber wenig Herausforderungen ist man ziemlich entspannt; ein Gefühl der Kontrolle ergibt sich bei hohem Fähigkeitsniveau und mittleren Herausforderungen, mit wenig Fähigkeiten und mittleren Herausforderungen ist man in einem besorgten, angstvollen Zustand; sind die Herausforderungen sehr hoch, aber die Fähigkeiten nur mittel ausgeprägt, wird man sich in einem ziemlich angespannten Zustand der Überforderung befinden; einzig hohe Herausforderungen bei gleichzeitig hohen Fähigkeiten führen zum Flow-Zustand, in dem man eine Art „Glück" erlebt, da die Aufgaben gelingen, eine gewisse Anstrengung erforderlich ist, um sie zu lösen und immer noch genügend neue Aufgaben da sind.

Sobald man sich dieses besonderen Zustands bewusst wird, verliert man ihn. Die Verschmelzung mit der eigenen Aktivität geht verloren. Es ist ein Zustand, der nur dann aufrecht erhalten bleibt, wenn die *Bewertung* der eigenen Aktivität ausgeschaltet ist. Kinder können lange Zeit im Spiel in diesem Zustand verharren, bei Erwachsenen ist es schwieriger, da sie sich ständig bewerten.

Die Suche nach neuem, überwältigendem Nervenkitzel und auch die Neigung, anregende, riskante Situationen aufzusuchen, ist ein Phänomen, das in der Psychologie unter der Bezeichnung *Sensation Seeking* von Marvin Zuckerman (1979) untersucht worden ist. Möglicherweise besitzen Bergsteiger, Extremsportler, Piloten, Fallschirmspringer, Bungee-Springer, Basejumper oder Menschen, die sich sexuell riskant verhalten nicht nur ein hohes Bedürfnis nach neuen, aufregenden Empfindungen und Erfahrungen, sondern auch eine erhöhte Flow-Fähigkeit. Sie begeben sich zwar in sehr reale Gefahren, aber gut vorbereitet und mit einem hohen Kompetenz- und Kontrollempfinden. Die Gefahren sind vorhersehbar und entsprechen dem, was sie bewältigen zu können glauben.

Der Flow-Zustand ist ein Zustand der Negentropie, der negativen Entropie, ein Zustand hochgradiger Ordnung im Gehirn, konzentrierter, fokussierte Aufmerksamkeit auf realistische Ziele, in dem die Fähigkeiten den Handlungsmöglichkeiten entsprechen, es ist die Fähigkeit, jeden Moment Freude an den Herausforderungen zu empfinden. Typischerweise sind für das Erreichen des Flow-Zustands klare Ziele und instantane, eindeutige Rückmeldungen notwendig. Die Handlung ist eingeübt und hochgradig automatisiert, die Rückmeldungen werden sofort in Korrekturen umgesetzt.

Interessanterweise tritt der Flow-Zustand nicht ein, wenn keine klaren Ziele vorhanden sind. Wenn etwa in der Zen-Meditation eine „Entleerung" des Geistes angestrebt wird, so dass selbst einfachste Aktivitäten wie Gehen mit vollem Bewusstsein, aber leerem Geist erlebt werden, so ist das kein echter Flow-Zustand, obwohl dem sehr nahe. Raum und Zeit werden ausgeblendet, man geht ganz im Gehen oder im Motorradfahren oder im Bogenschießen auf. Bei diesen Tätigkeiten wird eine hohe Achtsamkeit auf das volle Erleben dieser Tätigkeiten gelegt, beim Flow hingegen wird eine Tätigkeit ausgeführt, die das eigene Können voll in Anspruch nimmt.

Viele Flow-„Experten" beschreiben dieses Gefühl, das auftritt, wenn hohe Anforderungen auf hohe Fähigkeiten treffen: ein Gefühl, in Harmonie, „eins" mit sich selbst zu sein:

Maler, wenn sie ihre größten Werke produzieren, Athleten, wenn sie zur Höchstform auflaufen, Musikvirtuosen, wenn sie Chopin oder Liszt spielen, Jazzmusiker während des Improvisierens, Schachmeister beim Durchdringen einer komplexen Strategie, Chirurgen während einer schwierigen Operation, Bergsteiger beim Bewältigen eines schwierigen Aufstiegs, Wissenschaftler während der Realisierung eines unmöglich scheinenden Projekts, Schriftsteller beim Fertigstellen eines neuen Buches etc. – hohe Fähigkeiten erfordern hohe Anforderungen. Es sind Phasen des Ringens um Bewältigung einer Herausforderung. Solche Menschen sind nur selten gelangweilt, haben Spaß an allem, was sie tun, gleichwie öde oder schwierig die Aufgabe scheinen mag, sie führen ein anstrengendes Leben, da sie für neue Erfahrungen offen sind, sie haben das Gefühl, ihr Leben selbst zu steuern, sie sind mit ihrem Los zufrieden und schauen optimistisch in die Zukunft.

Der Flow-Zustand wird vermutlich in vielen therapeutischen Konstellationen genutzt, ohne dass dies den Behandelnden bewusst wäre. So wird etwa in hypnosystemischen Kontexten, aber auch beim EMDR (Eye Movement Desensitization and Reprocessing), einer Methode der Traumatherapie, ein tranceähnlicher Zustand höchster Konzentration induziert, der die geschützte Fokussierung auf das Trauma ermöglicht. Neuere Forschungen haben gezeigt, dass EMDR auch ohne Augenbewegungen wirksam ist, aber inzwischen ist die Methode sehr gut etabliert und auf andere Sinnesmodalitäten (auditorisch, taktil) ausgeweitet worden. So weiß man, dass akustische Stimulation oder Fingertapping einen ähnlichen Effekt haben wie die vom Therapeuten induzierten Augenbewegungen. Das Bewusstsein ist in dem Maß beschäftigt, dass das Unbewusste frei wird für seine eigentliche Arbeit. Es ist, als würde man dem Höllenhund *Cerberos* einen Knochen vor den Augen schaukeln, um dann ungestört in die Tiefen der persönlichen Hölle vorzudringen. Die Beliebtheit vieler Computerspiele (Flow!) könnte auf einem ähnlichen Mechanismus beruhen. In dem Moment, wo man in die „Hölle" der negativen Emotionen vorgedrungen ist, wird eine Motiv- oder Musterunterbrechung in der Genese dieser Emotionen möglich.

Fassen wir zusammen: Flow

Flow ist ein glücksähnlicher Zustand hoch selektiver Aufmerksamkeit auf eine Tätigkeit, die ans Limit der eigenen Handlungsmöglichkeiten geht, ein Zustand der zielgerichteten Selbstkontrolle: Kontrolle über den eigenen Geisteszustand, ein Zustand der Unabhängigkeit von sozialen Normen, von genetischer Information (instinktive Triebe, „ES") und gesellschaftlichen Zwängen (Erziehung, „Über-Ich"); ein eigenes Belohnungssystem wurde etabliert: Die Fähigkeit, Belohnung in den Ereignissen des Augenblicks zu finden. Er umfasst die Fähigkeit zur bewussten Emotionsregulation und -kontrolle, der Selbstregulation, der Handlungsorientierung: Es reicht nicht zu wissen, man muss es auch tun! Die Fähigkeit, trotz Hindernissen und Rückschlägen weiter zu machen, wie Reinhold Messner es beschreibt (Messner, 2005a); Es ist ein Gefühl der Harmonie, des „Eins"-Seins mit sich selbst und der Welt, des Kohärenzsinns (Antonovsky, 1997), ein Zustand hoch selektiver Aufmerksamkeit.

Gleichzeitig ist es ein Zustand des Loslassens der bewussten Kontrolle, er tritt unwillkürlich ein und ist in der Regel nicht bewusst herbeiführbar. Es findet eine Selbstregulation des Belohnungssystems statt: Es ist die Fähigkeit, Belohnung aufzuschieben, bis der richtige Augenblick gekommen ist, Belohnung im Tun, in den Ereignissen des Augenblicks zu finden. Es ist ein Zustand der Synchronizität von Geist, Körper und Seele, der Kohärenz von Denken, Fühlen und Handeln, jenseits von Angst und Langeweile.

3.3.2 Selbstmotivierung

Die Fähigkeit zur Selbstmotivierung, die intrinsische Veränderungsmotivation gehorcht den gleichen Gesetzen wie die Generierung von Flow. Tätigkeiten, die selbst gewählt sind, werden um ihrer selbst willen ausgeführt. Situationen, die selbst aufgesucht wurden, werden eher akzeptiert als solche, in die man durch äußere Einflüsse gerät.

Menschen mit einem guten psychischen Immunsystem geben auch in scheinbar aussichtslosen Situationen nicht auf. Tobias Greitemeyer von der Universität Innsbruck untersuchte das in mehreren Experimenten und fand heraus, dass einige Teilnehmer auch in vollkommen aussichtslosen Situationen nicht aufgaben (Greitemeyer, Lebek, Frey & Traut-Mattausch, 2011). Sie akzeptierten einen Ausschluss oder ein Aufgeben nicht, sondern gingen aktiv gegen das scheinbar Aussichtslose an, suchten sich Hilfe, bis sie die Situation für sich akzeptabel lösen konnten. Den Antrieb gab ihnen laut Autoren die Aussicht auf besonders starke positive Gefühle bei Erfolg, wie überschwängliche Freude und Glücksgefühle und die Vermeidung negativer Gefühle wie Niedergeschlagenheit, Traurigkeit, Ärger und Wut bei Misserfolg. Außerdem spielte das Motiv der Selbstachtung bei Misserfolg eine wichtige Rolle, wenn sie vorher alles gegeben hatten.

3.3.3 Selbstenergetisierung

Ein gesundes Psychoimmunsystem ist ein *Perpetuum mobile* der Selbstenergetisierung, des Selbst-Empowerments, da es über ein gesundes Sensorium für die Pulsationen des Körpers und der Seele verfügt. Es erkennt die Kraftquellen des psychischen Akkus und mobilisiert diese, wenn sie erlahmen. Es entspannt und regeneriert die Kraftquellen, wenn sie nicht benötigt werden. Es wirft unnötigen Ballast ab, vernetzt sich, holt sich Hilfe, wo sie gebraucht wird. Es erkennt Gefahren und Bedrohungen und schreitet zur Tat, beugt vor, antizipiert Fehlschläge und Niederlagen und ergreift Maßnahmen, passt die Ziele realistisch an die Gegebenheiten an. Es nutzt die Energie der Umgebung, nimmt sie auf und wandelt sie in eigene Energie wie beim Aikido. Es nutzt die Dramatik und Dynamik traumatischer Erfahrungen, um neuen Sinn zu generieren und Leiden in Heilung zu überführen. Es rekonstituiert die Würde, wenn sie verletzt wurde, baut Mut und Eigenliebe wieder auf, repariert die Humorfähigkeit und stellt den Geist des Staunens und Fragens wieder her. Wir müssen erkennen, von welchen Kräften wir getrieben sind.

Interessanterweise sind die unangenehmsten Emotionen wie Wut, Hass, Angst, Ekel sehr starke Energetisatoren. Sie energetisieren die Psyche, sie reichern sie mit Energie an. Hingegen sind depressive Kräfte eher Energieverminderer. Sie entziehen der Psyche Energie. Eine nahe Beziehung zu einem anderen Menschen ist eine wichtige Energiequelle.

3.3.4 Selbstwirksamkeit

Wenn Sie einen Marathon laufen, mag es vorkommen, dass ab einer gewissen zurückgelegten Strecke jeder Meter als unüberwindbar erscheint. Und doch laufen Sie weiter, und laufen, und laufen, und laufen ... die Leistungsfähigkeit des Körpers scheint noch von etwas anderem abhängig zu sein als den Grenzen des Körpers. Die Selbstwirksamkeitserwartung treibt uns von Rekord zu Rekord, wenn ich erwarte, dass ich den Marathonlauf in weniger als 2:15 Stunden laufen werde, dann werde ich entsprechend angespornt sein zu laufen. Der Begriff wurde von Albert Bandura eingeführt und ist ein sehr wichtiges Konzept für das psychische Immunsystem (Bandura, 1997). Es bezeichnet die Haltung, unsere Leistung auf die eigenen Fähigkeiten, Ideen und Taten zurückzuführen und dadurch wirksam zu werden und durch diese Wirksamkeit die eigenen Ressourcen zu finden. Für das psychische Immunsystem bedeutet Selbstwirksamkeit, von uns selbst zu erwarten, dass wir auf unser Leben Einfluss nehmen können, es selbst in die Hand nehmen, an den Hörnern packen, um damit unseren Selbstwert zu erhalten oder wieder herzustellen.

Seligman war Mitte der 1960er Jahre einer der Begründer des Konzepts der „Erlernten Hilflosigkeit", das Gegenteil einer optimistischen Überzeugung. Er und seine Mitarbeiter fanden heraus, dass alle nur möglichen Tiere: Hunde, Ratten, Mäuse und sogar Küchenschaben später nur noch passiv waren und auf widrige Umstände nicht mehr reagierten, wenn sie zuvor schmerzliche Erlebnisse hatten, denen sie hilflos ausgeliefert waren (Seligman, 2012, S. 260). Sie hatten gelernt, dass sie der schmerzlichen Situation nicht entkommen konnten und ließen den Schmerz über sich ergehen. Ob sie dabei in einen dissoziativen Zustand gerieten (Dissoziation ist auch eine wichtige Fähigkeit des psychischen Immunsystems), wissen wir nicht. Die Gruppe der anderen Tiere, die gelernt hatte, dass sie dem physischen Schock entrinnen konnte, war immun gegen diesen Zustand erlernter Hilflosigkeit geworden.

In einem wegweisenden Experiment von Donald Hiroto (1974) wurde bestätigt, dass dies auch für Menschen gilt: Eine „hilflose" Gruppe lernte, dass sie nichts gegen laute, unangenehme Geräusche tun konnte. Eine zweite Gruppe lernte, dass sie diese Geräusche aktiv beeinflussen konnte. In einem zweiten Teil des Experiments bestätigte sich, dass sich die „hilflose" Gruppe passiv verhielt, auch wenn sie nun das Geräusch beeinflussen konnte. Dabei stellte sich heraus, dass die hilflose Gruppe auch schlechter als die normale Kontrollgruppe abschnitt, die im ersten Teil keinem unentrinnbaren Geräusch ausgesetzt war, während die selbstwirksame Gruppe, die die Kontrolle des Geräusches gelernt hatte, besser abschnitt.

In einem weiteren Experiment der Seligman-Gruppe, das in *Science* veröffentlicht wurde, konnte gezeigt werden, welchen dramatischen Einfluss erlernte Hilflosigkeit versus erlernte Selbstwirksamkeit auf das Immunsystem haben kann (Visintainer, Volpicelli & Seligman, 1982). Drei Gruppen von Ratten wurde ein Tumor implantiert, der eine Sterblichkeitsrate von 50 % bewirkte. Eine Gruppe wurde während 64 Stromstößen „hilflos" gemacht, während eine andere Gruppe selbstwirksam lernte, die Stromstöße aktiv zu vermeiden, und die Kontrollgruppe wurde keinen Stromstößen ausgesetzt. Wie zu erwarten war, starben in der Kontrollgruppe etwa 50 % der Ratten, in der hilflosen Gruppe starben jedoch ca. drei Viertel der Tiere an dem Tumor, während in der „selbstwirksamen" Gruppe nur etwa ein Viertel starb. Auch dieses Experiment zeigte deutlich, dass nicht nur erlernte

Hilflosigkeit das Immunsystem schwächt, sondern Selbstwirksamkeit es durchaus auch stärkt.

In die Literatur eingegangen ist das Konzept der „erlernten Hilflosigkeit" etwa bei Jorge Bucay (2008), der die Geschichte eines Zirkuselefanten erzählt, der an einen wenige Zentimeter langen Pflock angebunden ist. Der Elefant bleibt an den Pflock gebunden sitzen, da er schon von klein auf an diesen Pflock gebunden wurde. Als kleiner Elefant gelang es ihm trotz wiederholter Versuche nicht, sich loszureißen. Schließlich gab er auf und lernte, dass es keinen Sinn hatte, es noch zu versuchen. Später dann, als die Kraft vollkommen ausreichend war und er 10 solche Pflöcke hätte ausreißen können, versuchte er es gar nicht mehr. So glauben auch wir Menschen, viele Sachen nicht zu können, weil uns gesagt wurde, dass wir es nicht können oder weil wir es vor langer Zeit einmal versucht haben und gescheitert sind. In unser Gedächtnis hat sich der „Ich-kann-das-nicht"-Psychovirus eingenistet und das psychische Immunsystem hat ihn noch nicht entdeckt. Bei manchen heißt der Virus vielleicht auch: „Ich kann nicht richtig schreiben/lesen/rechnen/leben", „Ich kann nichts richtig", „Ich bin zu dumm", „Ich möchte mich nur noch umbringen" oder „Ich kleiner Wurm habe kein Recht, etwas für mich zu fordern" usw.

3.4 Andere Ressourcen

Wir haben gesehen, dass ein bestimmter Geist, eine positive Erwartungshaltung, ein positives Selbstkonzept, der Glaube an sich und essenzielle bewertende, emotionale, physiologische und handlungsorientierte Selbstheilungskräfte das psychische Immunsystem stärken. Neben den beschriebenen Kraftquellen des Psychoimmunsystems, die die seelische Widerstandskraft stärken, gibt es einige, die nicht eindeutig zuordenbar sind.

3.4.1 Präsenz

Wo kein Problem ist, ist auch keine Lösung.
Anonym

Die Grande Dame der Performancekunst, Marina Abramović, saß vom 09.03. bis 31.05. 2010 in der Ausstellung *The Artist is Present* und präsentierte Präsenz im MoMA, dem *Museum of Modern Art* in New York. Sie saß jeden Tag über 7 Stunden regungslos an einem Tisch und tat nichts anderes als den Besuchern, die sich ihr gegenüber setzten jeweils intensiv in die Augen zu schauen. Viele Besucher waren von ihrer Präsenz zu Tränen gerührt. Das Jetzt ist die einzige Wirklichkeit, die wir haben. Die Vergangenheit ist vorbei und die Zukunft noch nicht da. Das intensive Dasein kann eine sehr anstrengende Sache sein. Insgesamt saß Marina Abramović über 700 Stunden und hatte mehr als 1.500 Besucher. Sie hat sich in ihrer Performancekunst immer wieder Dingen ausgesetzt, die Sterblichkeit, Leiden und Schmerz thematisierten. Sie sagte in einem Interview mit der taz vom 09.07.2011: „Nur wenn du Dinge machst, vor denen du Angst hast, die du nicht wirklich kennst oder die sogar völliges Neuland für dich sind, nimmst du neue Perspektiven ein. Du erreichst ein anderes Bewusstsein .... Wenn ich wie bei *The Artist Is Present* dasitze und der Schmerz stärker und stärker wird und ich mich unbedingt bewegen will, sage ich mir trotzdem: Ich werde mich nicht bewegen. Das geht so weit, dass ich mir denke, wenn ich mich jetzt nicht bewege, falle ich in Ohnmacht. Und dann sage ich mir: Na und, dann fällst du eben in Ohnmacht! Und genau, wenn ich diesen Punkt erreicht habe, verschwindet der Schmerz."

Viele der Besucher, die sich zu ihr setzten, begannen zu weinen, Emotionen lösten sich, Selbstheilungskräfte wurden aktiviert. Präsenz ist in der Psychotherapie ein sehr interessantes Konzept, das schon von Carl Rogers im „aktiven Zuhören" betont wurde. Der Therapeut wendet dem Klienten seine volle, konzentrierte, nicht wertende, kongruente, anerkennende, empathische Aufmerksamkeit zu. Im heute sehr populären Konzept der Achtsamkeit kommt Präsenz als eine Haltung der nicht wertenden Aufmerksamkeit im Hier in Jetzt wieder.

Präsenz bedeutet, psychisch und physisch am gleichen Ort zu sein. Das ist anders bei Schizophrenen, bei Traumatisierten und bei Leuten die dauernd in ihre Smartphones schauen, die sind nicht präsent. Sie unterwerfen sich einer Aufmerksamkeitsdiktatur: Eine andere Welt nimmt sie in Beschlag, sei es ihre selbst halluzinierte Realität, sei es die traumatische Vergangenheit oder ganz einfach der Informationsreichtum der heutigen medialen Vielfalt, die auf der anderen Seite eine Armut an Aufmerksamkeit erzeugt. Information verbraucht die Aufmerksamkeit ihrer Empfänger.

Besonders emotionale Aufmerksamkeit ist eine Batterie, die schnell aufgebraucht ist. Wenn jemand etwa der Exfrau begegnet, die er über alles geliebt hat oder dem Ex-Chef, der ihn fristlos entlassen hat, wird das eine Flut von emotional getönten Erinnerungen hervorrufen, die ihn über Stunden, Tage, Wochen beschäftigen. Er wird in dieser Zeit nicht besonders präsent sein.

Präsenz ist die Selbstregulation der Aufmerksamkeit im Hier und Jetzt.

3.4.2 Fokus

Love it, change it, or leave it.
Anonym

Die Fähigkeit, unser Blickfeld willentlich zu verengen und auf eine einzige wichtige Sache zu konzentrieren, haben wir schon beim Flow-Phänomen kennengelernt. Aufmerksamkeit ist eine unserer wichtigsten Ressourcen. Mag sie auch nur wie ein heller Schein in einem dunklen Raum sein, so ist ihre Fokussierung entscheidend dafür, was wir wahrnehmen oder ausblenden, was wir ins Bewusstsein holen. So kann jemand, der kleinwüchsig ist, sich auf seine Kleinwüchsigkeit konzentrieren oder auf die angenehme Stimme, das offene Zuhören-können, das freundliche Lächeln, die Fähigkeit, auf andere zuzugehen usw. Durch Fokussiertheit lassen sich die meisten Ziele erreichen (Robbins, 1991): Das, worauf wir ernsthaft fokussieren, können wir erreichen, sei es Lebensqualität, ein Lebenspartner, den wir uns wünschen, ein gutes Einkommen usw. Vermutlich müssen wir dabei so vorgehen, wie der König in „Der kleine Prinz" von Antoine de Saint-Exupery, der der Sonne jeden Morgen befiehlt, aufzugehen und jeden Abend, wieder unterzugehen: Es hat keinen Sinn, sich etwas zu wünschen, was keine Potenzialität hat, was nicht im Bereich des Möglichen liegt.

In der Neuropsychologie spricht man auch von *attentional blindness*, Aufmerksamkeitsblindheit, wenn unser Fokus der Aufmerksamkeit exklusiv und selektiv auf eine Sache ausgerichtet ist. Sehr erfolgreich demonstrierten das die Psychologen Christopher Chabris und Daniel Simons (1999) in einem Video *selective attention test* (auf Youtube), in dem eine weiß- und eine schwarzgekleidete Mannschaft Basketball spielen. Der Betrachter soll die Anzahl der Ballpässe der weißen Mannschaft zählen. Während die meisten richtig zählen, bemerkt kaum jemand, dass mittendrin ein schwarzer Gorilla den Raum betritt, mit seinen Händen auf die Brust schlägt und langsam wieder geht.

Wie konnte das unserer Aufmerksamkeit entgehen? Wir haben, wie gewünscht auf die Bälle fokussiert, ein Gorilla sieht ganz anders aus als ein Ball, weder ist er rund, noch weiß, die fokussierte Aufmerksamkeit ist aber auf etwas rundes, weißes gerichtet, alles andere wird ausgeblendet. Beim zweiten (und allen weiteren) Anschauen des Videos, entgeht uns der Gorilla nicht mehr und wir können ihn nicht mehr nicht sehen: Der Gorilla ist nun in unserem *Fokus*.

Das psychische Immunsystem selektiert automatisch die Information, die uns schützt, hilft, nutzt, und blendet alles andere aus. Es ist wie ein Sieb, das „die guten ins Kröpfchen, die schlechten ins Körbchen" sortiert. Es wählt für uns automatisch aus, was aus Erfahrung gut ist.

Wichtig ist in diesem Spiel den Gegenspieler des psychischen Immunsystems zu erkennen: den psychischen Virus, der wie ein Wächter vor der Aufnahmepforte steht und sagt: „Du kannst das nicht (denn du bist dumm, also kannst du tun, was du willst, du wirst das nie kapieren)!" Vielleicht hat der Vater das früher immer gesagt, oder der Ehemann oder die große Schwester oder das soziale Umfeld. „Du wirst es nie zu etwas bringen (also streng dich gar nicht erst an, beginne gar nicht erst, auf das Wichtige zu fokussieren)". „Ich habe es zu etwas gebracht, schau her (Familie, Haus, Auto, Jacht), du kannst dir noch nicht einmal deine Schnürsenkel binden (oder dein Studium beenden, deine Firma gründen (weil du so unfähig und unkonzentriert bist)". Das ist harter Tobak. Dies sind Psychotoxine, die besonders gerne in der Kindheit verabreicht werden, sie werden geschluckt und vergessen, doch sie lassen ihr Gift ein Leben lang eintröpfeln.

Wie gut wir lernen, wie konzentriert und ausdauernd wir arbeiten, wie fokussiert wir unsere Karriere in Angriff nehmen, wie wir mit unseren Liebsten umgehen, worauf wir bei ihnen achten und worauf nicht, worauf wir bei uns selbst achten und worauf nicht, hängt sehr stark von diesen psychischen Viren ab, die in unseren Köpfen herumschwirren, ohne dass wir sie bemerken. Sie bestimmen, auf was wir den Fokus unserer Aufmerksamkeit richten.

3.4.3 Soziale Aufgeschlossenheit: Beziehungen machen stark, Stärke macht Beziehungen

Zusammenkommen ist ein Beginn,
Zusammenbleiben ein Fortschritt,
Zusammenarbeiten ein Erfolg.
Henry Ford

Klaus Grawe (2004) nennt mit Bezugnahme auf Seymour Epstein vier menschliche Grundbedürfnisse „als oberste Sollwerte der psychischen Aktivität": Das Bedürfnis nach Orientierung und Kontrolle, das Bedürfnis nach Lustgewinn und Unlustvermeidung,

Bedürfnis nach Bindung und das Bedürfnis nach Selbstwerterhöhung. Das Bedürfnis nach Bindung impliziert, dass wir mit anderen Menschen in Kontakt treten können, uns offenbaren können. Dies ist eine essenzielle Fertigkeit, um auch mit schwerwiegenden traumatischen Ereignissen fertig zu werden.

Schon kleine Kinder, die ein freundliches, offenes Lächeln zeigen, erwecken bei ihren Bezugspersonen Zuneigung und reizen diese, ihnen Zuwendung zu geben. Sie erhalten eindeutig mehr Zuwendung als mürrische, verschlossene Kinder. Soziale Aufgeschlossenheit wird also schon von Geburt an belohnt. Diese Kinder erwiesen sich in Langzeituntersuchungen als die später aktiveren, fröhlicheren, freundlicheren und anschmiegsameren Kinder (Werner, Bierman & French, 1971). Sie waren aufgeschlossen und gesellig, gingen auf andere Kinder zu und beteiligten sich am gemeinsamen Spiel. Sie waren sehr hilfsbereit, konnten aber auch selbst um Hilfe bitten. Es entstand das Gegenteil eines Teufelskreises, ein „Engelskreis" gewissermaßen: Je sozial aufgeschlossener, desto mehr Beziehungen, je mehr Beziehungen, desto aufgeschlossener wurden die Kinder. Im späteren Leben waren sie extrovertiert, engagiert, begeisterungsfähig, gewissenhaft und dadurch auch emotional robuster, sie übernahmen Verantwortung und wurden erfolgreich.

Die Fähigkeit, mit anderen Menschen leicht Beziehungen einzugehen und sich deren Zugewandtheit und Aufmerksamkeit zu sichern, ist eine essenzielle Fähigkeit des psychischen Immunsystems.

Viele weitere Fähigkeiten und Haltungen, die für eine hohe psychische Widerstandskraft von Bedeutung sind, könnten hier benannt werden. Etwa die Fähigkeit, Probleme zu identifizieren, Lösungsvorschläge zu generieren, Konsequenzen abzuwägen und Lösungen umzusetzen oder die Fähigkeit, kreative Lösungen zu produzieren, geistige Flexibilität, die Fähigkeit, Sinnsysteme, Relevanz aufzubauen und in sein Leben zu integrieren, Relevanzen erzeugen Engagement, Lebensenergie, Selbstmotivation. Die Fähigkeit, Problemsituationen nicht als Belastung, sondern als Herausforderung zu sehen, die Geschehnisse des Lebens schreibend zu durchdenken und sinngebend zu verwandeln gehört ebenso dazu wie die Fähigkeit, sich selbst, seine Emotionen zu regulieren und aus den Rückschlägen Kraft und Durchsetzungsvermögen zu entwickeln.

4 Resistenz

Gesundheit ist weniger ein Zustand als eine Haltung,
und sie gedeiht mit der Freude am Leben.
Thomas von Aquin

Widerstand ist die primäre, natürliche, automatische Reaktion des psychischen Immunsystems auf Anfeindungen. Wie erreichen Menschen eine hohe psychische Widerstandskraft? Alle Anfechtungen des Ich werden in einer ersten, unmittelbaren, oft unbewussten Reaktion abgewehrt, geleugnet, verdrängt, auf andere projiziert (vgl. Abbildung 22).

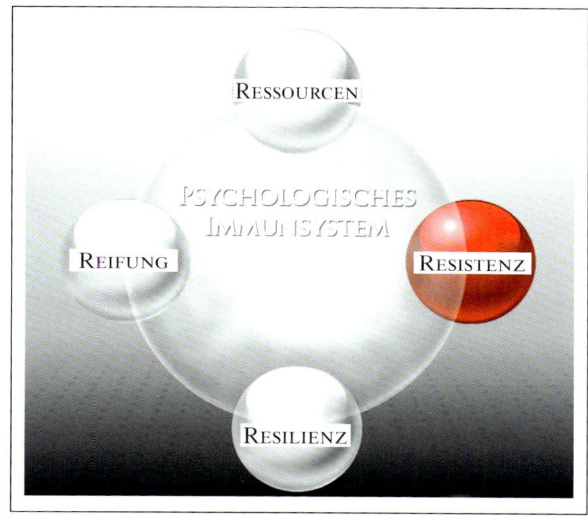

Abbildung 22: Die zweite Säule des Psychoimmunsystem ist Resistenz, Widerstandskraft, Robustheit (© me·di·kom, Abdruck erfolgt mit Genehmigung).

Die Geschichte der Projektion ist sehr alt. Im Grunde beginnt die dokumentierte Geschichte der Projektion mit Platons Höhlengleichnis. Plato erkannte, dass wir nicht sehen, was wir sehen, sondern was wir sehen möchten. Wir sehen unsere eigenen Bilder, die für unser Hirn Sinn machen.

Der Weg zur eigenen Wahrheit kann sehr beschwerlich sein, Projektionen sind oft der Weg, eine schmerzhafte, unangenehme, unausstehliche, unerhörte, unaushaltbare Wahrheit zu umgehen. Wir sehen die Eigenschaften, die wir selbst nicht haben wollen, lieber an anderen. Das ist Widerstand. Dieser Widerstand schützt kurzfristig vor unangenehmen Wahrheiten über die eigene Person, aber langfristig holt sie einen in der einen oder anderen Form ein.

Auch die Widerstandsfähigkeit der Psyche kennt mehrere Abstufungen. Wer in den fünfziger Jahren des zwanzigsten Jahrhunderts jemanden in Deutschland auf die Erfahrungen des zweiten Weltkriegs ansprach, kennt die Abwehrreaktion derjenigen, die den Krieg erlebt haben. Sie möchten nicht darüber sprechen, sie waren nicht dabei, sie haben nichts gewusst, es waren andere, die Nazis, sie waren die Anständigen, haben alles getan, haben Notleidenden geholfen usw. Diese Resistenz gegen die Nachbohrungen der Nachgeborenen, die Abwehr aller Angriffe auf das Selbst geschieht automatisch. Die Folgegeneration, die den Krieg nicht erlebt hat, konnte diese Reaktion nicht verstehen, sie wurde den Älteren als Unehrlichkeit, Feigheit und Flucht vor der Wahrheit ausgelegt.

Jeder, der eine Diktatur im Kleinen oder im Großen erlebt hat, kennt die Anpassungsfähigkeit, die notwendig ist, um die Diktatur überhaupt zu überleben. Es herrscht ein Ausnahmezustand, jeder beobachtet jeden, jedes Wort kann als feindselig interpretiert werden und Leben (oder Stellen) kosten. Die Kommunikation ist eingeschränkt, das Vertrauen ebenfalls. Wer überlebt hat, hat in der Regel den Mund nicht zu sehr aufgerissen. Die psychische Immunisierung erzeugte einen Schutzschild um die Seele, der Widerstand, diesen Schutzschild zu öffnen, wurde aus der Diktatur mitgenommen. Das trifft auf jede beliebige Diktatur dieser Welt zu.

Ähnliches berichten Menschen, die den Vietnamkrieg, den Ex-Jugoslawienkrieg, den Irakkrieg oder irgendeinen anderen Krieg erlebt und überlebt haben. Sie möchten die Taten und Untaten des Krieges um jeden Preis verdrängen, verschweigen, verleugnen, in Schweißfolie einpacken und tief in den innersten Winkel ihrer Seele verstecken.

Ähnlich geht es auch denen, die ein frühkindliches Trauma erlebt haben, die von einem nahen Verwandten misshandelt oder sexuell missbraucht wurden. Die Scham über das, was Ihnen passiert ist, erzeugt eine hohe Abwehr dagegen, dieses Geheimnis preiszugeben. Sie verleugnen, verdrängen das Ereignis oft bis ins hohe Erwachsenenalter. Eine siebenundvierzigjährige Patientin berichtete, sie habe immer wieder einen Traum gehabt, wie sie als kleines Mädchen aufgewacht sei, sie sei total erschrocken, da sie fühlte, wie ein Mann sein erigiertes Glied aus ihr herauszog. Sie konnte sich weder erinnern, wer der Mann war, noch wie es dazu gekommen war, noch ob es Traum oder Realität war. Der psychoimmunologische Mechanismus, das Ereignis nicht wahr haben zu wollen, hatte jegliche Erinnerung an das Ereignis getilgt, bis auf diesen kleinen Zipfel eines Traumes, der sich mit äußerster Nachhaltigkeit gehalten hatte.

In einer extremeren Form zeigt sich dieser Mechanismus der psychischen Immunabwehr in der Dissoziation. Vor allem bei Ereignissen extremer Gewalt, wenn etwa ein Kleinkind gegen die Wand geworfen wird oder im Falle eines frühkindlichen sexuellen Missbrauchs schützt sich die Seele, indem sie „das Haus verlässt". In dem Moment, wo das Unsägliche passiert, kann sie nur daran zugrunde gehen oder hinausgehen. Jegliche Erinnerung an das Ereignis wird abgekapselt und versiegelt und führt fortan mehr oder weniger ein Eigenleben, vielleicht bis dieses Eigenleben so störend wird, dass es sich nicht mehr verleugnen lässt.

Ein anderes Beispiel psychoimmunologischer Resistenz ist die Verdrängung, Verleugnung, das Verschweigen. Nehmen wir das Beispiel eines plötzlichen Arbeitsplatzverlustes. Die Scham und die Demütigung verschließen die Pforten der Seele, der Betroffene möchte sich nur noch schützen. Die eigenen Fehler werden nicht wahrgenommen, sie wären in dieser Situation ein Schwertstoß in die verwundete Seele.

Doch auch ein leitender Angestellter kann in seiner Position so unsicher sein, dass er die Benennung von Fehlern oder Kritik an der eigenen Person nicht erträgt. Besonders wenn die narzisstische Komponente der Persönlichkeit sehr ausgeprägt ist – und das ist sie bei vielen Chefs, bei manchen verbunden mit macchiavelischer Machtgier bis hin zu psychopathischem, antisozialem Verhalten – wird jeder Widerstand, jedes Aufbegehren der Mitarbeiter sofort unterdrückt und ausgemerzt. Es entsteht eine Negativspirale der gegenseitigen Abwertung: Ein Mitarbeiter bringt eine kleine Anregung, die der Chef als Kritik an seiner Position interpretiert. Er schimpft den Mitarbeiter illoyal und sagt ihm, er falle ihm in den Rücken. Daraufhin kürzt er dem Mitarbeiter Prozente, Urlaubstage, führt ein enges Korsett mit Stechuhr und engmaschiger Berichterstattung ein. Der Mitarbeiter fühlt sich immer unwohler und sagt seine Meinung immer deutlicher. Der Chef wehrt jede potenzielle Kritik an seiner Person ab und projiziert sie auf direktem Weg zurück: Der Mitarbeiter ist es, der nicht adäquat kommunizieren kann, er ist es, der sich illoyal verhält, der dauernd nur das Negative sieht usw. Zum Schluss wird der fristlos entlassen, die Begründung ist nebensächlich geworden. Fortan werden alle Aufmüpfigen schon nach kleinsten Vergehen mit drakonischen Strafen bestraft und die Spirale setzt sich fort.

Strukturelle Dissoziation (Hart, Nijenhuis & Steele, 2008) ist ein weiterer Schutzmechanismus: Ein überwältigtes, emotionales Aktionssystem wird im Zustand der Bedrohung der körperlichen Identität abgespalten. Angeborene Verteidigungssubsysteme wie Hypervigilanz, Kampf *(Fight),* Flucht, *(Flight),* Erstarrung *(Freeze)* oder völlige Unterwerfung, Analgesie, Anästhesie werden aktiviert. In einer zweiten Stufe folgen Erholung, Rückzug, Wundfürsorge, Ruhe. Es bilden sich zwei Personenanteile: der abgespaltene emotionale Anteil ist auf das Trauma fixiert, das ganze Bewusstsein ist auf das bedrohliche Ereignis eingeengt, als würde es immer und immer wieder hier und jetzt passieren. Der anscheinend normal funktionierende Personenanteil kümmert sich hingegen um den Fortbestand der Person, der Art, um Bindung, Energiemanagement, Fürsorge für die Familie, Geselligkeit, Spiel, Exploration. Die traumatische Erinnerung wird ganz gemieden, um die Alltagsfunktionalität aufrechtzuerhalten.

Positive Introjekte, Personen, die mitsamt ihrer Gestik, Mimik, Verhaltensweisen, Ausdrucksweisen, Denkweise ins eigene Repertoire übernommen wurden, sind die Wächter der Resistenz, wir brauchen sie, um zu wissen, dass Widerstand nicht zwecklos ist.

Die Stressresistenz lässt sich sogar anhand des *Startle*-Reflexes messen: Wenig resistente Menschen sind sehr schreckhaft, wenn sie ein lautes Geräusch hören oder einen Luftzug am Augenlid spüren, sie zucken innerlich sehr schnell zusammen. Dieser Reflex erholt sich bei wenig resistenten Menschen sehr langsam, das kann man messen: Die Reaktion auf zwei aufeinanderfolgende Geräusche ist fast unvermindert, bei guter Resistenz ist sie jedoch beim zweiten Geräusch deutlich abgeschwächt. Auch nach traumatischen Ereignissen, die unverarbeitet sind, schwächt sich die Schreckreaktion nicht ab.

Neben körperlicher Widerstandsfähigkeit und Abwehrkraft ist auch eine psychische von Bedeutung, die ihre Energie aus den Kraftquellen der Seele generiert. Auch die psychische Resistenz ist trainierbar wie ein Muskel. Wer sich dem Stress der Bewertungen durch andere aussetzt, wird lernen, darauf weniger empfindlich zu reagieren. Wer die Herausforderungen bedrohlicher Situationen annimmt, wird an ihnen seine psychische Widerstandsfähigkeit stärken.

5 Resilienz

Das Gleichgewicht, das wir geistige Gesundheit nennen,
ist eben ein Zustand der Gesamtperson,
die nicht einfach ein Bündel von Leistungen ist,
und betrifft das gesamte Weltverhältnis.
Hans-Georg Gadamer

Begriffsklärung: Resilienz

Resilienz kann als die Fähigkeit des psychischen Immunsystems definiert werden, seine selbst(wert)erhaltenden Ressourcen in einer spezifischen Situation zu einem spezifischen Zeitpunkt flexibel einsetzen und erhalten zu können und aus Krisen und Konflikten neue Resistenzen zu lernen.

Sie ist eine der wichtigsten Eigenschaften des psychischen Immunsystems (vgl. Abbildung 23). Die Ressourcen müssen vorhanden sein, aber die Ressourcen allein reichen nicht aus, wenn sie nicht sinnbringend und selbstwerterhaltend eingesetzt werden können.

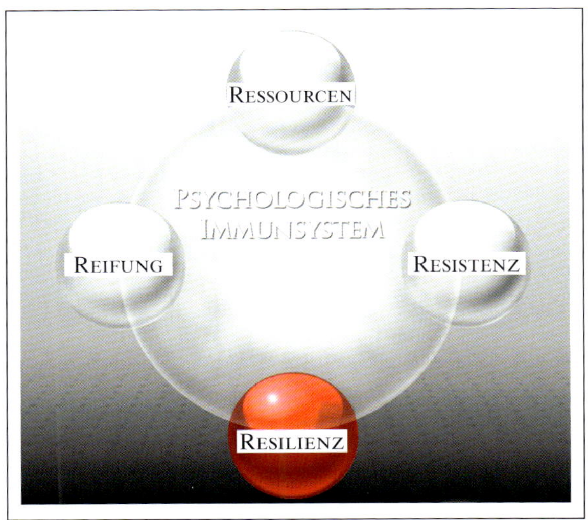

Abbildung 23: Resilienz, die dritte Säule des psychischen Immunsystems (© me·di·kom, Abdruck erfolgt mit Genehmigung).

Der Begriff „Resilienz“ (von lat. *resilere*: zurückspringen, abprallen) wurde ursprünglich in der Materialforschung verwendet und bezeichnet die Fähigkeit des Materials, in den ursprünglichen Zustand ohne Schädigung zurückzukehren. Das kann für Brücken oder Bahnschienen von extremer Bedeutung sein, da sie extremen Spannungen und Druck ausgesetzt sind. In der Biologie und Ökologie steht der Begriff für die Fähigkeit von Pflanzen oder Ökosystemen, sich nach extremen Umweltbedingungen wie schweren Stürmen oder Hagelschlag wieder zu erholen und aufzurichten.

Resilienz erwächst aus der Resistenz, die sich aufgrund widriger Umstände ausgebildet hat. Je mehr Widrigkeiten wir erleben, desto resistenter werden wir. Mit je mehr Problemen und Konflikten wir konfrontiert werden, desto mehr Gelegenheiten haben wir, Kraft für ihre Lösung zu entwickeln. Wächst ein Kind etwa mit sehr viel Streit der Eltern auf, lernt es ebenfalls gut zu streiten. Resilienz ist quasi der Hauptreparaturmechanismus der Seele.

Auf Menschen bezogen wäre das Stehaufmännchen (oder -weiblein) ein Symbol für Resilienz. Die Dynamik des Stehaufmännchens schwingt es immer wieder in denselben Attraktor ein, um die Systemintegrität zu erhalten, dies ist die Hauptfunktion des psychischen Immunsystems (vgl. Abbildung 24). Störungen werden vom psychischen Immunsystem aufgefangen und durch Selbstregulation eine Rückkehr in den gesunden, stabilen Modus ermöglicht. Ein „Liegenbleiben" des Stehaufmännchens durch eine massive Störung wäre der Übergang in einen qualitativ anderen Systemzustand, etwa wenn eine Depression oder eine Belastungsfolgestörung das Stehaufmännchen „niederdrückt". Eine bipolare Störung oder eine Borderline-Störung wäre wie das Schwingen von einem Extremzustand zum nächsten, ohne zur Ruhe zu kommen.

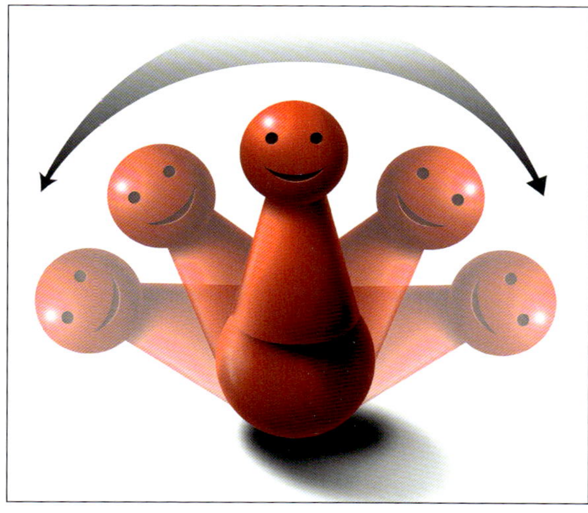

Abbildung 24: Prinzip des Stehaufmännchens (© me·di·kom, Abdruck erfolgt mit Genehmigung).

Resilienz ist keine Persönlichkeitseigenschaft, die manche Menschen haben und andere nicht, sondern eher die Fähigkeit, die manche Menschen in bestimmten Situationen haben, auf die beschriebenen kognitiven, emotionalen, motivationalen, sozialen und anderen Ressourcen zurückzugreifen und diese in herausfordernden Situationen nutzen zu können, um sich der Situation anzupassen und funktionsfähig zu bleiben oder wieder zu werden. Resiliente Menschen haben ein gut ausgebildetes und gut funktionierendes psychisches Immunsystem. Sie sind gut verankert und haben haltbare, nachhaltige familiäre und soziale Bindungen, verfügen über eine ausgeprägte Stressintelligenz, sind sich ihres Eigenwertes sehr bewusst, verfügen über eine gewisse emotionale Robustheit oder Hardiness, sie können auch in schwierigen Situationen eine optimistische, humorvolle, würdevolle Haltung einnehmen. Sie sind tatkräftig, können im Tun aufgehen und nehmen Schwierigkeiten eher als Herausforderungen wahr, die sie aus eigenen Kräften (mit Rückschlägen, die sie ebenfalls) bewältigen können. Sie haben damit einen hohen Kohärenzsinn, glauben an sich selbst und an die eigenen Fähigkeiten, Probleme zu lösen, haben eine hohe Selbstwirksamkeitserwartung, die sie befähigt, den Effekt der sich selbst erfüllenden Prophezeiung zu nutzen.

So sehr wir uns wünschen, es wäre ein angeborenes, andauerndes, nachhaltiges Persönlichkeitsmerkmal, wir haben keine Evidenz, dass dem so ist. Diese Fähigkeit kann sich das psychische Immunsystem jedoch erwerben. Resilienz ist eine dynamische Eigenschaft des psychischen Immunsystems. Sie wird dauernd neu generiert und unterwirft sich neuen Herausforderungen. Sicher gibt es Menschen, die auf ein breites Repertoire an Reaktionsmöglichkeiten zurückgreifen, die ihre seelische Verwundbarkeit auffangen und psychische Störungen vermeiden können oder sich aus ihnen weiter entwickeln.

Alexander Pereira, der sein Berufsleben als Schreibmaschinenverkäufer von Olivetti begann, wurde Leiter der Wiener Konzerthausgesellschaft, dann langjähriger Intendant des Opernhauses Zürich und seit 2012 Leiter der Salzburger Festspiele. Zurzeit ist er als Intendant für die Mailänder *Scala* berufen worden, wo er 2015 beginnen soll. Er sieht seine Fähigkeit des Stehaufmännchens als wichtigste Überlebensstrategie im schwierigen Kulturbetrieb (Lewitan, 2013). Er lernte aus Fehlschlägen, beharrte nicht auf dem, was ihm weniger gut lag und passte seine Fähigkeiten der Welt und die Welt seinen Talenten an. Er lernte, nicht beleidigt zu sein, wenn jemand Nein sagte. Mit dieser Haltung reifte er zu dem, der er ist.

6 Reifung

I'm gonna make
the rest of my life
the best of my life.
Anonym

Biologisch reifen wir unentwegt, sichtbare Veränderungen sind eine gereifte Haut, ergraute Haare, aber unsichtbar ist ein eventuell gereiftes Gehirn, ein reiferes biologisches Immunsystem, das im Laufe der phylogenetischen, aber auch der individuellen Entwicklung gelernt hat, äußere Attacken geschickt abzuwehren. Wir erkälten uns weniger, wir kriegen die Kinderkrankheiten nicht mehr, wir sind gegen viele Anfeindungen immun. Wie es eine biologische Reifung gibt, gibt es auch eine psychische (vgl. Abbildung 25).

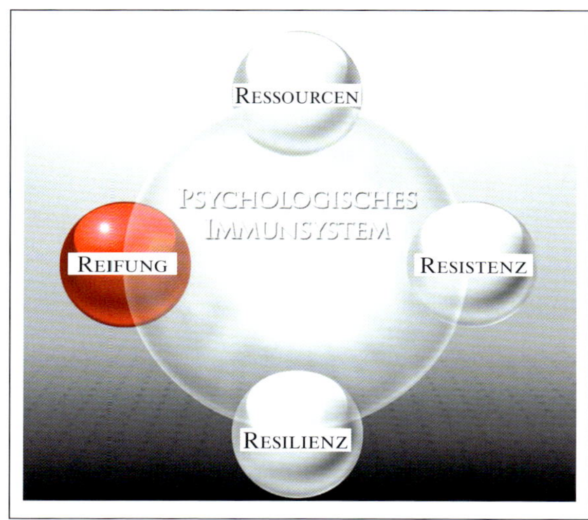

Abbildung 25: Reifung, die vierte Säule des Psychoimmunsystems (© me·di·kom, Abdruck erfolgt mit Genehmigung).

Dauerhaftes Training verändert auch das psychische Immunsystem. Unser Verstand reift, viele Programme laufen automatisiert ab, wir haben eventuell gelernt, flexibel auf die Anforderungen der Umwelt zu reagieren, wo es nötig ist und nicht zu reagieren, wo es nicht nötig ist. Unsere Emotionen sind gereift, wir können bewusster entscheiden, welche wir zulassen möchten und welche nicht. Unsere Verhaltensweisen sind gereift, wir können besser tun und lassen, was gut für uns ist. Wir haben gelernt, auf traumatisierende und kritische Lebensereignisse mit Contenance zu reagieren.

Das Ende einer Beziehung oder einer Arbeitsstelle hat nicht mehr den gleichen Schrecken, den diese Ereignisse mit 20 hatten, als sie zum ersten Mal auftraten. Verletzungen, die uns in jungem Alter noch in eine lebhafte Verzweiflung trieben, wie man sie nur in jungen Jahren haben kann, werden in fortgeschrittenem Alter kaum noch ein Wimpernzucken hervorrufen. Wir können besser mit der Liebe und vielleicht auch besser mit dem Tod umgehen. Wir finden neuen Mut aus dieser geheimnisvollen inneren Kraft heraus, die wir hier das psychische Immunsystem nennen. Aus den Desastern und persönlichen Katastrophen reicht uns das Psychoimmunsystem mit unsichtbarer Hand Lebenskraft. Aus kruder Resistenz gegen allen Unbill des Lebens ist die feinstofflichere Reifung geworden.

In der Zeit, als ich noch Assistent bei Andreas Maercker an der Universität Zürich war, bin ich mit dem Konzept der Posttraumatischen Reifung (PTR) in Berührung gekommen (Calhoun & Tedeschi, 2006; Maercker, Zöllner, Menning, Rabe & Karl, 2006; Rabe, Zöllner, Maercker & Karl, 2006; Wagner & Maercker, 2010; Zöllner & Maercker, 2006; Zöllner, Rabe, Karl & Maercker, 2008). Hinter diesem spannenden Konzept steckt der Grundgedanke, dass eine Katastrophe zu etwas gut gewesen sein muss. So zeigen viele Menschen nach Kriegen, Naturkatastrophen, Terroranschlägen, Verkehrsunfällen, Überfällen usw. die sie überlebt haben, den expliziten Wunsch zu posttraumatischem Wachstum oder Reifung. Sie geben im *Posttraumatic Growth Inventory* (PTGI) an, neue Interessen zu entwickeln, den Augenblick besser zu würdigen und zu genießen, die Beziehungen zu anderen zu schätzen und einen Sinn in der Katastrophe zu sehen.

Herausgerissene Gedärme, abgetrennte Gliedmaßen, Leute, die im Sterben liegen, verwesende Leichen ohne Kopf, Folter: Menschen, die das erlebt haben, berichten, dass sie einen Teil ihrer Seele verloren haben. Intrusionen des erlebten Schreckens, Schlaflosigkeit, Alpträume, Verdrängung, Abgestumpftheit, Wut, hohe Erregbarkeit, Gereiztheit, Hass auf die Menschen oder das System, Rückzug aus dem Leben und aus der Gesellschaft sind die Symptome einer Posttraumatischen Belastungsstörung. Diese zu überwinden, dauert oft Jahre, diese im Nachhinein neu zu bewerten und daraus eine neue Perspektive zu entwickeln ist die höchste Stufe des psychischen Immunsystems.

Im japanischen Konzept des *Kaizen* (Japanisch für „Veränderung zum Besseren, Vollkommenen hin") kommt eine Haltung zum Ausdruck, die jede Lebenssituation als eine Chance interpretiert, an sich selbst zu arbeiten, sich zu verbessern, zu „reifen" im weitesten Sinn (vgl. Abbildung 26). Typischerweise haben wir im Westen eine Kultur der Schulddelegation, „Schuld ist immer der andere". Das Eingeständnis der eigenen Schuld ist ein wichtiger Schritt zur Veränderung. Mit dem Eingeständnis der eigenen Schwäche beginnt die Möglichkeit, diese in eine Stärke umzuwandeln.

Psychotherapie besteht oft darin, eine Erkenntnis in eine Haltung umzusetzen. Die Veränderung der Haltung ist wesentlich für Psychotherapie. Die Frage: „Was kann ich daraus

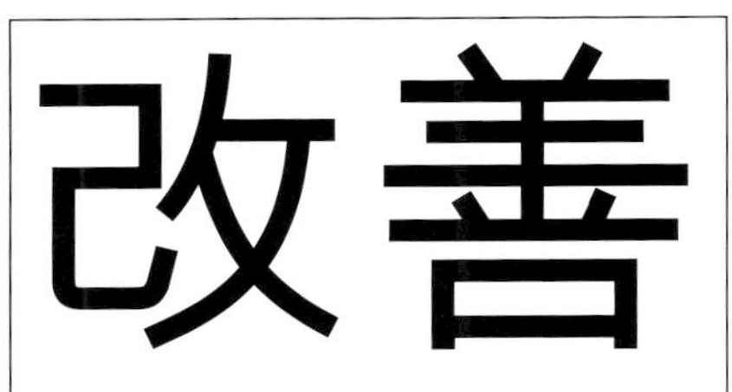

Abbildung 26: Kaizen: stetige Vervollkommnung

lernen?" oder „Wie kann ich mich daraus weiter entwickeln?" ergibt ein Stufenmodell der bio-psycho-sozialen Entwicklung, die von der unsichtbaren Hand des Psychoimmunsystems gesteuert wird. Stolpersteine, Hindernisse, unumgehbare Berge und unüberbrückbare Flüsse sind Entwicklungsaufgaben.

7 Selbstorganisation

Tue das, woran du glaubst
und glaube an das, was du tust!
Anonym

Nun sind die vier Säulen des psychischen Immunsystems, auf denen es beruht, komplett. Es sind vier Sphären, jede für sich eine eigene Welt, ein eigenes System mit vielen Untersystemen (vgl. Abbildung 27).

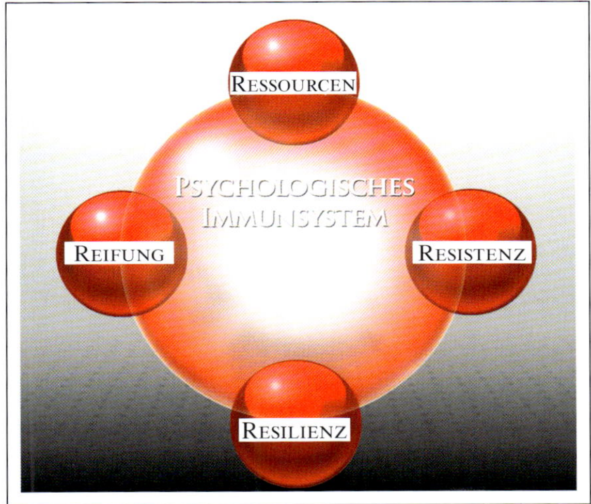

Abbildung 27: Die vier Säulen des Psychoimmunsystems (© me·di·kom, Abdruck erfolgt mit Genehmigung).

Als ordnendes Prinzip des psychischen Immunsystems kann Selbstorganisation angenommen werden. Es gibt in der Natur viele Beispiele von Selbstorganisation, von der Organisation der Materie zu Atomen im Mikrobereich und zu Galaxien und Sonnensystemen im Makrobereich, der gegenseitigen Aufschaukelung der Evolutionskräfte bis hin zu der Selbstorganisation im Tier- und Pflanzenreich und zu hochspezialisierten sozialen Systemen und Organen in Organismen.

Ein beeindruckendes Beispiel von Selbstorganisation ist die Wiederbelebung der Natur nach dem Ausbruch des *Mount St Helen's* Vulkans am 18. Mai 1980 im Nordwesten der USA, bei dem der ganze nördliche Gipfel in Sekunden weggesprengt wurde. Das ganze Land im Umkreis von etwa 30 km wurde zu einer Aschewüste. Taschenratten überlebten im Innern der Erde und gruben ein Röhrensystem in die Asche des Vulkans, Wapiti-Hirsche trampelten mit ihren Hufen das Tunnelsystem der Taschenratten zusammen, worauf die Taschenratten wieder nährstoffreiche Erde hochschaufelten. Diese diente immer mehr Pflanzensamen wie etwa Lupinen als Untergrund, worauf sich noch mehr Wapitis hier ansiedelten. Pflanzen begannen zu wachsen, da sie die Nährstoffe dank der Tunnel der Taschenratten erreichten. Der *Spirit Lake* am Rande des Vulkans wurde auch schnell wieder mit Lebewesen belebt, obwohl beim Vulkanausbruch das Wasser gekocht hatte und nichts überleben konnte. Lurche und Kröten wanderten aus benachbarten Seen über die von den Taschenratten ausgegrabene feuchte Erde in den See. Auch Vögel und Biber waren nur 6 Jahre nach dem Vulkanausbruch zurück, da sie hier reichlich Nahrung fanden und trugen zur Diversifizierung der Natur bei. Mit ihren Dämmen bremsten die Biber den schnellen Lauf der Gletscherflüsse ab, so dass sich in den fast stehenden Gewässern neue Biotope bildeten. Jede neue Lebensform zog eine andere nach sich. Dreißig Jahre nach dem Ausbruch ist der Mount St. Hellens wieder begrünt und wuchert vor Leben, das Leben findet immer einen Weg. Das Immunsystem der Natur sorgt dafür, dass sie sich mithilfe der Prinzipien der Selbstorganisation auch nach einem Kataklysma wie einem Meteoriteneinschlag oder einem Vulkanausbruch wieder erholt. Warum sollte das gleiche Prinzip nicht auch für das psychische Immunsystem gelten?

Schematisch organisiert sich das psychische Immunsystem über seine vier Grundpfeiler selbst wie in Abbildung 28 dargestellt.

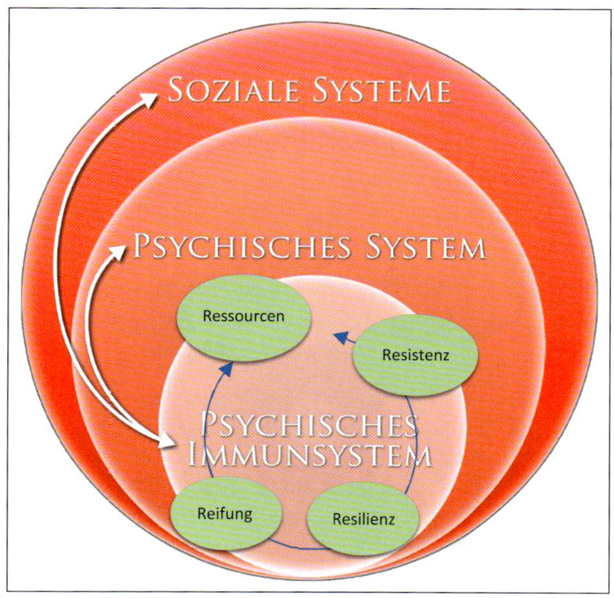

Abbildung 28: Selbstorganisation über Rückkopplungsschleifen (© me·di·kom, Abdruck erfolgt mit Genehmigung).

Rückkopplungsschleifen innerhalb des psychischen Immunsystems und mit den übergeordneten Systemen sorgen für eine stetige Anpassung und Reifung. Wir sind in einem System selbstähnlicher Systeme verschachtelt.

Als die Pockenschutzimpfung im späten 18. Jahrhundert entdeckt wurde, wusste man noch nichts von den *Variola*-Viren, die diese Krankheit hervorriefen. Man ging von Beobachtungen aus, die zeigten, dass Menschen, die sich mit den Kuhpocken infiziert hatten, auch gegen die Menschen-Pocken geschützt waren. Dieses Ähnlichkeitsprinzip, gleiches mit gleichem (oder selbstähnlichem) zu behandeln bzw. vorzubeugen (*similia similibus curentur*, wie Samuel Hahnemann es formulierte), ist in der chinesischen Medizin schon seit Jahrtausenden bekannt. Auch Hippokrates von Kos und Paracelsus scheinen dieses Prinzip bereits gekannt zu haben. Dieses Ähnlichkeitsprinzip der Medizin ähnelt dem Selbstähnlichkeitsprinzip der Synergetik (Haken & Schiepek, 2006), das auch in der Mathematik große Beachtung gefunden hat (nicht nur beim Berechnen der Fraktale), in der Physik (z. B. die Selbstähnlichkeit der Wellen, jegliche Art von Oszillationen), in der Biologie (Die Bifurkationen der Äste und Zweige eines Baumes, der Blätter eines Farns usw.) und eben auch in der Psychologie (die Prinzipien der Wahrnehmung) und Psychotherapieforschung (Haken & Haken-Krell, 1992; Haken & Schiepek, 2010).

8 Antiviren – Schutzschilder der Seele aufbauen

If you only have a hammer, you tend to see every problem as a nail.
Abraham Maslow

Aus dem bisher Dargestellten lassen sich einige „Schutzschilder der Seele“ ableiten (vgl. Kasten):

17 Schutzschilder für die Seele:

- Sei einfach!
- Heile dich selbst!
- Reguliere dich selbst!
- Sei achtsam!
- Vermeide Vermeidung!
- Glaube an dich!
- Erfinde dich neu!
- Sei optimistisch!
- Denke um die Ecke!
- Just do it!
- Lebe in Beziehung!
- Suche die Herausforderung!
- Entdringliche das Dringende!
- Halte die Balance!
- Erfreue dich!
- Bleibe in Bewegung!
- Erstelle einen Notkoffer für schlechte Zeiten!

8.1 Sei einfach!

Stress und Traumata können sich verheerend auf die Psyche und den Körper (und das soziale Gefüge) auswirken. Jedoch Vorsicht – es kommt auf die Dosis an! Wie einen Eustress, der gute Stress, zu Höchstleistungen beflügelt, so führen auch längst nicht alle traumatischen Erfahrungen zu einer Posttraumatischen Belastungsstörung. Eine adäquate Menge von neutralisiertem Stress oder Trauma kann die Wirkung einer Schutzimpfung, einer *Psychovaccination* haben, und die entsprechenden Antikörper anregen.

Immunisierung findet oft dadurch statt, dass das psychische Immunsystem mit schädigenden Gedanken und Gefühlen infiziert wird, die jedoch gerade noch ertragen werden können. Dies ist das Prinzip jeglicher Form von Exposition und (Trauma-)Konfrontation in der Psychotherapie. So wird Höhenangst dadurch behandelt, dass man sich der Höhe aussetzt, ein Trauma wird dadurch behandelt, dass man sich den schädigenden, fragmentarischen Erinnerungen aussetzt und diese zu einem chronologisch geordneten und sinnvollen Narrativ zusammensetzt. Eine Psychovaccination kommt dadurch zustande, dass ursprünglich schädigende Erfahrungen in eine positive Perspektive umdefiniert werden.

Mephistopheles sagt im Faust (Goethe, 1989): „Ich bin ein Teil von jener Kraft, die stets das Böse will und stets das Gute schafft". Kehrt man diese Aussage um, so kann der Wille, Gutes zu schaffen, auch sehr viel Unheil anrichten. Paul Watzlawick (1994) beschreibt sehr eindrücklich, wie die Suche nach der optimalen Lösung oft katastrophale Folgen haben kann.

Das Psychoimmunsystem sucht immer die einfachste Lösung. Askese bedeutet „Üben", wir sind Übende. Der Mensch ist ein Gewohnheitstier, je häufiger wir etwas machen, desto tiefer setzt es sich in unserer Persönlichkeit fest. Beständiges Üben und Lernen vermehrt unser Wissen von uns selbst und von der Welt. Je mehr wir bereit sind zu üben, desto weniger sind komplexe Maschinen nötig, die uns das abnehmen. Das einfache Leben ist nachhaltig. Das einfache Leben birgt ein Glücksversprechen. Nicht mehr zu verbrauchen als nachwächst gibt Freiheit und Sinn, sich um das Wesentliche zu kümmern. Vereinfache! Das scheint wie eine anthropologische Konstante die Jahrhunderte zu durchziehen.

Wir sind immer mehr zu *working poor* ... zu armen Arbeitenden, zu arbeitenden Armen geworden ... Unser Leben zersplittert sich in Einzelheiten, das wirkliche Leben bleibt uns fern, das schrieb schon Henri David Thoreau in *Walden*. Wir sind überreizt vom Informationsüberfluss und einer Wirtschaft, die auf unendliches Wachstum ausgelegt ist. Wie viel Komplexität vertragen wir? Wo müssen wir beginnen, Komplexität zu reduzieren? Maximale Freiheit bedeutet maximalen Frust, weil wir mehr wählen können, als wir ertragen. Die Angst vor falschen Entscheidungen ergibt eine Sehnsucht nach Komplexitätsreduktion. Je mehr man hat, desto mehr Sorgen muss man sich um seinen Besitz machen. Weniger ist mehr, das einfache, bescheidene, nachhaltige Leben, selbstgebackenes Brot, Gemüse und Früchte aus dem Garten, Freude am Leben, Einfachheit, Genuss, ritualisiertes Genießen, viel Bewegung wirkt protektiv. Achtsamkeit ist eine gute Basis für einfaches Leben. Abwerfen, was wir nicht wirklich brauchen. Die Askese der Arbeit, Arbeit ist Seligkeit, sagt Luther. Im Alten Testament ist Arbeit Fluch, Strafe. Im Altertum ist die *Vita contemplativa* das Idealbild. Calvin sagt, Beten, Arbeiten und Sparen sei gut, Max Weber erkennt in dem protestantischen Arbeitsethos den Geist des Kapitalismus. Arbeit mache frei, Müßiggang sei aller Laster Anfang, sagen andere. Mit Lust arbeiten – können wir das wirklich? Müßig mit jemandem spazieren gehen und philosophieren konnte Sokrates, aber ist Philosophieren Arbeit? Man muss auch mit dem Maßhalten maßhalten. Wenn wir weise und ohne Eile sind, sehen wir, dass das Mark des Lebens in großen Dingen steckt.

Poesie ist oft Reduktion auf das Wesentliche. Manchmal bis zum Absurden. Egal, ob in einem japanischen Haiku von Bashō oder in einem verdichteten Gedicht von Rilke – Kunst ist oft Reduktion auf das Wesentliche, etwa bei Rothko, Klee, Kandinsky, Matisse, Jackson Pollock oder Jasper Jones. Die als „Occams Rasiermesser" bekannt gewordene Strategie des Vereinfachens in der Forschung, des „Simplify" ist der Inbegriff der Einfachheit: „Wenn es für ein Problem mehrere Lösungen gibt, nimm immer die einfachste." Diese heuristische Regel hat sich in vielen Tätigkeitsbereichen bewährt. Menschen sind durch sie reich geworden, indem sie sie auf den Aktienmarkt angewandt haben. So konnte in einem Experiment gezeigt werden, dass diejenigen Börsenhändler, die auf Aktien von Firmen setzten, die den meisten Menschen bekannt sind, bessere Gewinne erwirtschafteten als solche, die auf weniger bekannte Firmen setzten. Die gesamte moderne Naturwissenschaft ist auf Vereinfachung gegründet, Reduktion auf die wichtigsten Einflussgrüssen, Elimination aller Unwägbarkeiten, Reduktion des „Komplexen“, Unwägbaren auf ein Minimum.

8.2 Heile dich selbst!

Medicus curat, natura sanat[4]

Wie der Arzt günstige Bedingungen für die Heilung des Körpers schafft, so schafft der Psychotherapeut günstige Bedingungen für die Heilung der Seele. Die Heilung geschieht im Patienten. Es gibt einen natürlichen Verlauf der Krankheit, der seine Zeit benötigt. Ein zu schneller oder zu langsamer, inadäquater Therapieversuch kann den natürlichen Heilungsprozess verhindern, der Kairos der richtigen Intervention ist wichtig. Es gibt für alles einen richtigen Zeitpunkt.

Eine Wunde des Körpers heilt in der Regel nach einer gewissen Zeit von selbst. Eine Wunde der Seele bleibt oft lange Zeit bestehen. Beispielsweise kritisiert ein Arbeitskollege oder Vorgesetzter die eigene Arbeit. Die Reaktion, wenn die Kritik als ungerecht empfunden wird, ist oft Zurückhaltung: Die Kritik hat verletzt, aber die Verletzung kann nicht benannt werden, da die Angst größer ist, noch mehr Kritik auszulösen oder eine Fokussierung auf die eigenen Schwächen zu erreichen. Durch die Verdrängung des Ausdrucks der Verletzung erhält diese zusätzliche Potenz: Die seelische Wunde ist eröffnet. Das nächste Mal, wenn der Vorgesetzte eine verletzende Äußerung tätigt, trifft er ins Schwarze. Eine scheinbare Bagatelle, wie das spontane Ändern einer Vorgehensweise, wird vom Chef als „chaotisch“ bezeichnet. Dies trifft auf die ältere Verletzung, die nicht geheilt ist: Früher hatte der Chef schon mal was Verletzendes gesagt. Die Wunde wird vertieft. Erfolgt wieder keine Reaktion, wird im Gehirn ein Netzwerk in Gang gesetzt, das diese Verletzung repräsentiert, das emotionale Netzwerk der seelischen Verletzung beginnt seine Eigenaktivität ähnlich wie bei einem Tinnitus oder bei Epilepsie: Einmal gezündet, feuert es von selbst immer weiter, die Erregung kreist in diesem Netzwerk. Die Gedanken drehen sich immer weiter um die Verletzung, das Netzwerk wird ausgebaut. Wie hat er das wohl gemeint? Will er mich loswerden? Der Adel des sofortigen Gefühlsausdrucks besteht darin, dass einer potenziellen Verletzung der Stachel gezogen wird, bevor er „ins Lebendige“ eindringt: Nur jemand, der zu sich steht, kann seinem Ärger sofort und ungehemmt „Luft machen“. Ist die Empörung oder der Ärger der Verletzung erst mal heraus, wird eine spätere Perseveration des Ärgernetzwerks vermieden.

Die Fähigkeit zum Ungehorsam gegenüber schlechten Vorschriften, gegen Willkür, Beschämung, Erniedrigung und missbrauchende Macht ist selbstheilend. Fehlende Aner-

4 „Der Arzt behandelt, die Natur heilt“: Dieses Zitat, das mal Hippocrates, mal Paracelsus zugeschrieben wird, verweist darauf, dass der Körper sich selbst heilt, der Arzt schafft die Bedingungen dafür.

kennung führt zu einem Mangel an Selbstwert. Bestätigung, die man nicht kriegt, kränkt, macht krank. Fehlende Gratifikation ist eine der Hauptursachen für Burnout.

Etwa 60 % der Deutschen leiden unter chronischer Müdigkeit, der Arbeits- und Schlafrhythmus ist gestört. Das Wiederfinden der eigenen Rhythmik, auch der Zeiten der Hochleistung und der Zeiten der Muße ist erforderlich für die Selbstheilung. Macht mich ein Unternehmen krank? Wie komme ich gesund durch das Arbeitsleben? Manche reden schon über eine Rente mit 69, dabei erleben viele dieses Alter gar nicht mehr. Die auf kurzfristigen Gewinn abzielende Wirtschaftsweise hat keine Zukunft.

Selbstheilung geschieht im Vertrauen in die eigenen Ressourcen, im Kohärenzsinn, imaginativ, autosuggestiv, autoregulativ. Jeder kann sich selbst aus dem Nichts wieder aufbauen, sich an eine neue Lebenssituation anpassen, sich neu erfinden. Gary Schmid demonstriert sehr eindrucksvoll, dass nicht nur der Tod durch Vorstellungskraft herbeigeführt werden kann (Schmid, 2010b), sondern auch Selbstheilung (Schmid, 2010a).

8.3 Reguliere dich selbst!

Eine Redensart sagt: „Wenn man darauf aus ist, das Licht zu sehen, muss man erst durch die Dunkelheit gehen.“ Es ist gut, auch mal schlechte Gefühle zu haben, sie versorgen uns mit Mut und Energie. Doch können negative Gefühlszustände, die lange anhalten und nicht aufhören zu kreisen wie psychisches Gift sein, für das wir ein Antidot, etwa Lachen, finden müssen. Es ist nicht gut, Sklave der Umstände oder Opfer der eigenen Gefühle zu sein. Wir bestimmen selbst, welche Gefühle wir uns machen lassen.

Wir verhalten uns oft so, wie wir glauben, dass unsere Mitmenschen es von uns erwarten. Gesund ist, dass wir uns so verhalten, wie wir sein möchten. Frage dich, welcher nächste kleine Schritt deine Handlungsmöglichkeiten erweitert. Welche Handlungsimpulse stärken dich? Welche Gefühle stärken dich?

8.4 Sei achtsam!

Schließe die Augen, beobachte wachsam deinen Atem. Spüre den Eintritt und Austritt jedes Atemzugs an deinen Nasenlöchern. Dein Atem dein Leben, … ist alles, außer deinem Atem gibt es keine Welt … Ein … und Aus … Achte auf die Sprache deines Körpers … welche Signale deines Körpers dringen in dein Bewusstsein …? Der Magen knurrt? Der Rücken ist angespannt …? Die Stirn ist gekräuselt? Was braucht dein Körper …? Nahrung …? Schlaf …? Ruhe …? Was braucht deine Seele …? Liebe …? Anerkennung …? Psychische Streicheleinheiten …? Beobachte deine Gedanken … welche Gedanken kommen hoch? Lass sie sich vorstellen und weiterziehen … Behalte die guten, die dich stützen … Beobachte deine Gefühle … welche selbstwertstärkende Gefühle kommen hoch? (Ich bin stark … reich an Leben …) … Welche selbstwertschädigenden kommen hoch? (ich bin arm, verlassen … niemand liebt mich) Lass sie weiterziehen … Welche Handlungsimpulse kommen hoch? Behalte die guten, lass die anderen weiterziehen … (Fernsehen? Nein! Steuererklärung ausfüllen? Ja!).

8.5 Vermeide Vermeidung!

Erkenne deine dich schwächenden Vermeidungstendenzen! Gehe auf Konflikte zu, löse sie besonnen. Packe hinausgezögerte unangenehme Aufgaben an und löse sie, sofort. Gehe auf deine Angst zu und tue genau das, wovor du am meisten Angst hast!

Die beste Heilung wird erzielt, wenn das Unangenehme direkt angegangen wird.

8.6 Glaube an dich!

Vertraue dir, dass du dir selbst helfen kannst, vertraue in die eigenen Ressourcen, vertraue, dass jemand hilft, wenn es nicht mehr geht, vertraue darauf, dass es gut wird in der Welt, dass du selbst die Fähigkeiten hast, die du brauchst, ansonsten wirst du sie entwickeln. Aktiviere deinen inneren Arzt! Zapfe das Potenzial der inneren Heilkräfte an. Dein Psychoimmunsystem steuert die Heilung.

In einer Tieflage ist es wichtig, an die positiven eigenen Erinnerungen anzuknüpfen. Imagination ist eine gute Hilfe dabei. Der Körper reagiert auf die Kraft der Vorstellung. So kann die Vorstellung, in einem See zu schwimmen, der von Wald umrandet ist, Angstblockaden lösen. Oder die Vorstellung, wie ein Vogel über dem See zu fliegen.

Ersetze die schädigenden Psychoviren durch nützliche Antiviren: Statt „Ich habe eine Spinnenphobie" kannst du sagen: „Die Spinne hat eine Menschenphobie". Dadurch wird eine neue Perspektive konstruiert. Wie fühlt sich diese an? Wie fühlt es sich an, wenn man eine Spinnenphobie hat und stellt sich vor, man sei eine Spinne, die viel mehr Grund hat, sich vor dem Menschen zu fürchten, der sie einfach so wegfegen kann? Die Aussage „Mein Chef mag mich nicht" kann auf zwei Arten „verdreht" werden, nämlich in die Aussage: „Mein Chef mag mich" oder in die Aussage „Ich mag meinen Chef nicht". Welches Potenzial haben diese beiden Aussagen? Aha, er mag mich ja doch, da gibt es diese und jene Hinweise, ich mag ihn nicht, das gibt mir Macht über ihn, er ist auch nur eine menschliche Kreatur, die Anerkennung und menschliche Zuneigung wünscht. Die kann ich ihm ja auch verweigern, wenn er mich wie einen Roboter behandelt, behandele ich ihn wie einen Zombie oder wie ein Kind, dem man ab und zu ein Bonbon gibt.

Was bedeutet Glauben für unser Psychoimmunsystem? Unsere Gesundheit hängt davon ab, was wir von ihr halten. Wenn wir glauben, wir seien gesund, trägt das zu unserer Gesundung bei und wenn wir glauben, wir seien krank, trägt das zu unserer Erkrankung bei.

8.7 Erfinde dich neu!

Erzähle dir dein Leben neu: vielleicht einmal deinem Partner, einem guten Freund oder deinem Therapeuten! Erfinde ein Ich, das du bisher noch nicht ausgelebt hast: das abenteuerlustige Ich, das energetisierte Ich, das handlungsbereite Ich, das neugierige Ich, das wagemutige Ich, das lebensfreudige Ich, das kontaktfreudige Ich. Dazu gehört, dieses neue Ich gleich umzusetzen: Sprich eine fremde Person im Zug an! Belebe einen alten Kontakt wieder! Gehe spontan auf Reisen, mit einer Zahnbürste und einem Wechsel Kleider im Gepäck!

Diejenigen, die schreiben, kennen das Glück, das sich beim Schreiben einstellt. Die Gedanken formieren sich, kondensieren zu Sinn. Die intellektuelle, narrative Aufarbeitung des eigenen Lebens führt zu mehr Bewusstheit, die Inszenierung des eigenen Lebens gewinnt mehr Flexibilität. Das eigene Leben Revue passieren zu lassen, bringt Ordnung und Sinn in das Chaos unseres Lebens, das Narrativ der eigenen Existenz schafft eine neue Realität. Die Transformation des eigenen Lebens in das Leben, das ich gerne hätte. Werde ein Schöpfer des eigenen Lebens, ein Demiurg, ein Ritter, der Drachen besiegen, die Jungfrau retten, das Böse im eigenen Leben überwinden, den Bann des Bösen bannen kann. Schreibe die Bücher, die du immer schon schreiben wolltest! Richte dich in deinem eigenen Leben ein, fühle dich wohl darin. In meinem Leben eine heitere Heimat schaffen, eine *Heitermat* ... der persönliche Ausdruck meines Lebens. Nicht die Angst soll leitend sein, sondern Mut, Optimismus und Hoffnung.

Schaffe dir eine ausgedehnte, umfangreiche, vielfältige, reichhaltige Identität! Erfinde dich neu, wie Barack Obama sich immer wieder neu erfindet und zu Obama 2.0 wurde. Er ist ein Beispiel für eine lernfähige, sich selbst neu generierende Persönlichkeit.

8.8 Sei optimistisch!

Positive Erwartung aktiviert ähnlich wie der Placebo-Effekt Schmerzlinderung. Gute Gefühle, gute Beziehungen können nicht nur Schmerzen lindern, sie fördern auch die Heilung. Wie beim Nocebo-Effekt schlechte Gefühle, schlechte Erwartungen Schmerzen verstärken, die Depression vertiefen, kann Optimismus, können gute Beziehungen, gute Gefühle Heilung fördern. Ein Videotraining in positiver Gesprächsführung: Gute Kommunikatoren erzeugen automatisch einen Placebo-Effekt, Schmerzhemmung, Placeboanalgesie, wenn ich gesund werden will, werde ich gesund, das ist der *Basso continuo* im psychischen Immunsystem. Der *American Way of Life* nach dem 2. Weltkrieg war von dem Gefühl gekennzeichnet, gesiegt zu haben, das Richtige getan zu haben, alle Probleme schienen lösbar und verhandelbar. In Filmen der 1950er und 1960er Jahre wurden Helden gezeigt, die für Menschlichkeit, Aufrichtigkeit und gegen Scheinheiligkeit kämpften.

8.9 Denke um die Ecke!

Alles, was wir denken, fühlen, tun, kann umgedeutet werden. Versuche Umdeutungen! Finde den Weg zur eigenen Wahrheit, tue das, was du kannst um das zu können, was du tust!

Sei innovativ, ohne jedoch haltlos zu sein. Innovation findet nur statt, wenn es Querdenker gibt, die sich „Regelverstöße“ trauen.

8.10 Just do it!

Behalte die Handlungshoheit, sei aufmerksam aktiv, probiere aus, sei neugierig, aus alt mach neu. Verlerne das Spielen nicht, Spielen muss mit höchstem Ernst betrieben werden.

8.11 Lebe in Beziehung!

Die kapitalistische Welt erkennt immer mehr, dass die Anhäufung von materiellem Reichtum, das Streben nach mehr Effizienz, immer mehr Arbeit in immer weniger Zeit, mehr Kampf ums Überleben das Leben nicht einfacher und glücklicher machen. Beziehungen, Gefühle gewinnen immer mehr an Bedeutung. Doch haben viele verlernt, wie sie in Beziehungen nicht zu viel und nicht zu wenig geben oder nehmen, Beziehungen werden oft unter dem Aspekt eines Investments gesehen. „Lerne Beziehung tiefer zu gestalten!“ sollte das Motto dieser Zeit werden.

8.12 Suche die Herausforderung!

Emil Zatopek soll gesagt haben: „Wenn du laufen willst, dann lauf eine Meile. Wenn du etwas verändern willst, dann lauf einen Marathon.“ Welches sind deine Entwicklungsziele für die nächste Woche? Den nächsten Monat? Das nächste Jahr? Die nächsten 5 Jahre? Dazu zählt nicht nur, eine Weiterbildung zu machen, ein Haus zu kaufen, ein höheres Einkommen zu erzielen, sondern auch Aufgaben wie: geduldiger werden, ehrlicher mit mir selbst werden, nachsichtiger, achtsamer sein. Suche mehr und bessere Erfahrungen, innere Sicherheit, Achtsamkeit, Aufmerksamkeit bei der Arbeit. Verlasse den Mainstream, suche das Ungewöhnliche, finde die eigenen „10 Gebote“ heraus.

Die Selbstverantwortung wird größer, das Leben wird freier. Gelegentlicher Ungehorsam gegen allzu reglementierende bürokratische Strukturen kann psychisch immunisieren: Nur wer Auseinandersetzungen nicht scheut, ist fähig, sich zu entwickeln und für die Folgen einzustehen. Wir wachsen an Auseinandersetzungen. Eine der wichtigsten Stärken des psychischen Immunsystems ist es, schwierige, krisenhafte Situationen als Herausforderung zu sehen. Nicht den Kopf in den Sand stecken, nicht weglaufen, nicht ausweichen, sondern die Sache ernst nehmen, nicht verharmlosen, nicht weichen.

8.13 Entdringliche das Dringende!

Dringend hat mit drängen zu tun: Entschleunige dein Leben. Schaffe dir mehr Zeit für dich selbst, um qualitativ besser zu leben. Das moderne Arbeitsleben besteht aus vielen Zeitverdichtungen und Relevanzzumutungen, was alles wichtig sei und Engagement, Motiviertheit erfordert und sofort in kürzester Zeit zu erledigen sei. Aufschübe, Verzögerungen, Zeitdilation können wichtige Mittel sein, um „zu sich selbst“ zu kommen. Der befristete oder wiederholte Rückzug, Tagträumen, Weltflucht, absichtsvolle Absencen können sich sehr wohltuend auswirken. Die Idee eines Zeitsafes könnte hilfreich sein, in dem mehr Zeit für sich selbst gespeichert wird. Präfrontale Plastizität bedeutet, die eigenen eingeschworenen Handlungsoptionen in Frage stellen, neue Lösungen für neue Situationen und Herausforderungen entwickeln.

8.14 Halte die Balance!

Erkenne eigene Grenzen und nimm sie ernst. Balance ist nötig, aktive Erholung. Möchten wir immer extrem belastbar sein? Ein Acker, der dauerhaft bepflanzt wird, ist irgendwann ausgelaugt und braucht eine Erholung. Baue in deine Lebensplanung Sabbaticals ein, das siebte Jahr, in dem dein Leben ruhen darf. Finde deine Rhythmen, die dir gut tun.

Gönne dir Muße, Ausgeglichenheit! Trägheit kann sehr positiv sein, sie verringert die Abnutzung und einige Probleme lösen sich von selbst. Verhätschelte Einzelkinder fühlen sich oft geliebt, auch wenn sie nichts leisten. Dieses Selbstbewusstsein haben Kinder mit mehreren Geschwistern selten, sie „leisten" oft sehr viel, um Liebe zu bekommen. Christian Morgenstern dichtete: „Alles fügt sich und erfüllt sich, musst es nur erwarten können"…

8.15 Erfreue dich!

Habe Freude an allem, was du tust. Das ist die Basis des psychischen Immunsystems. Gehe auf andere Menschen ein und gewinne sie für dich. Diese Anschlussorientierung fördert ein gutes Gefühl, Empathie, psychoimmune Stabilität, Zufriedenheit und Sicherheit. Die Leistungsorientierung, die sich hauptsächlich an Leistung, Kontrolle und Geld orientiert, ist nicht alles, wenn die Empathie, die Liebe, die Nähe zu anderen Menschen fehlt und macht anfällig für emotionale Kälte, Depression, Alexithymie.

Die Verarbeitung von übermäßiger Veränderung ist für die meisten Menschen sehr schwierig. Stress macht müde: Gelassen bleiben, einen Schritt zurückgehen und die Lage nüchtern betrachten.

Glück beruht auf Kontrasten. Unsere Glücksmöglichkeiten sind beschränkt, wir sind, wenn ein Bedürfnis lange unbefriedigt blieb, im Moment der Erfüllung glücklich. Wenn wir lange nicht gegessen haben, freuen wir uns über jede Kleinigkeit. Wenn wir lange keinen Partner hatten, über jeden Händedruck. Die Kontraste bewusst erleben und herstellen, das ist Glück.

Buthan, etwas kleiner als die Schweiz, 700.000 Einwohner: Es gibt ein Konzept des Bruttonationalglücks: Studieren ist kostenlos, alle Schüler kriegen eine Berufsausbildung, die Gesundheitsversorgung wird kostenlos angeboten, weder Operationen, noch Notfallmaßnahmen kosten etwas, es steht in der Verfassung, dass die Regierung das gewährleistet; keine Ampeln, sondern Polizisten, die Menschen sollen nicht verärgert werden, weil sie vor einer roten Ampel warten müssen, keine Tunnel, um die Natur zu schützen. Geschlechtergleichheit, enge Familienbande, Selbstgenügsamkeit, Spiritualität, Selbermachen, die Buthaner verstehen es, sich selbst zu unterhalten, sie singen viel, tanzen, feiern, spielen, treiben Sport; sie freuen sich an Kleinigkeiten, haben es nie eilig, sie verstehen es, den Augenblick zu genießen. Das Glück ist wie ein Vogel, je mehr man versucht, ihn zu fangen, desto mehr fliegt er davon. Von ihnen kann man Psychoimmunität lernen.

8.16 Bleibe in Bewegung!

„Bewegung ist die beste Medizin“ sagte schon Hippokrates, das stärkt die somatischen wie die psychischen Abwehrkräfte. Die körperlichen Abwehrkräfte werden durch dosiertes Exponieren aktiviert. Kurze, dreiminütige Wassergüsse im Gesicht steigern die Menge der IgA-Antikörper und der Fresszellen. Die Blutgefäße werden verengt und dann wieder geweitet. Das steigert den Blutfluss, mehr Antikörper kommen an die gefährlichen Eintrittspforten für Mikroben und transportieren Schlackstoffe ab. Ähnlich funktioniert es mit dem psychischen Immunsystem. Wenn es von Zeit zu Zeit gereizt, angeregt wird, stärkt es sich selbst.

Gehe deinen Leidenschaft nach, tu, was du tun musst, mach den Job, den du gerne machst. Wenn du unzufrieden in dem gegenwärtigen Job bist, dann schau dich nach einem anderen um oder mache dich selbstständig.

Es konnte gezeigt werden, dass körperliche Bewegung ein protektiver Faktor nicht nur für viele körperliche Gebrechen sein kann, sondern auch für die psychische Gesundheit sehr förderlich sei. Menschen, die sich viel an der frischen Luft bewegen, stärken ihr biologisches Immunsystem und offensichtlich auch ihr psychisches. Deswegen: Bleiben Sie in Bewegung! Laufen Sie … los!

8.17 Erstelle einen Notkoffer für schlechte Zeiten!

Erstelle dir einen Notkoffer für Zeiten, in denen es dir nicht so gut geht! Schreibe einen freundlichen Brief an dein Ich der Zukunft! Erzähle ihm, was du durchgestanden hast, wie sich Konsequenz gelohnt hat, wie sich letztendlich jede Lebensphase als Bereicherung erwies. Schreibe ihm, dass jede Krise auch eine Chance zur Musterunterbrechung und Weiterentwicklung ist. Zeige ihm auf, wie wohltuend du mit dir umgehen kannst, wie du in konkreten Tätigkeiten aufgehen kannst, wofür du anderen dankbar bist. Lasse dir von einem guten Freund oder einer guten Freundin einen Zettel schreiben, was sie oder er alles gut an dir findet und lege diesen Zettel mit hinein (Du kannst für ihn oder sie das Gleiche tun). Du kannst einen Notizblock und einen Stift hineinlegen mit der Aufforderung: „Schreib mir deinen Kummer!“ Du kannst ein Album erstellen und hineinlegen, in das dir alle Freunde und Bekannten, die du schätzt, etwas hineingeschrieben haben. Du kannst einen Igelball, einen Rubikwürfel, einen Massagering, Tigerbalm, eine Pfeffer- oder Chilischote zum „Herunterkommen“ hineinlegen. Du kannst ein Blatt mit „Skills“, mit Instruktionen zur Emotionsregulation, eine Duftkerze, Duftfläschchen usw. hineinlegen. Du kannst ein Tagebuch hineinlegen, wo du die Aufmerksamkeit auf gute Gefühle und Gedanken lenkst, auf frische Luft, Zeit für dich, Humor, liebevollen Umgang mit dir selbst, Stressreduktion, Abgrenzen, die eigenen Bedürfnisse wahrnehmen, angemessen stillen können. Selbstkontrolle verbessern, lernen, sich in sozialen Situationen durchzusetzen, Emotionstransformation: Schlechte Gefühle in gute umwandeln.

Man erlebt das Leben als umso sinnerfüllter, je mehr man es in einen übergeordneten Zusammenhang einordnen kann und Verantwortung dafür übernimmt. Die Generativität ist sehr wichtig, etwas von bleibendem Wert schaffen, sein Wissen und Können weitergeben.

Sorge dafür, dass du lebst, unternimm etwas, probier etwas Neues aus, geh raus, sorg dafür, dass etwas passiert, sei im Zentrum mit unbändiger Lebensfreude, warte nicht, mach dass es dir passiert, du bereust nie, was du tust, du bereust, was du nicht tust. *Lebe einfach schön.*

Literatur

Ader, R. & Cohen, N. (1975). Behaviorally conditioned immunosuppression. *Psychosomatic Medicine, 37* (4), 333–340. doi: 10.1097/00006842-197507000-00007

Améry, J. (1966). *Jenseits von Schuld und Sühne. Bewältigungsversuche eines Überwältigten.* München: Szczesny.

André, C. & Lelord, F. (2000). *Die Kunst der Selbstachtung.* Leipzig: Kiepenheuer.

Antonovsky, A. (1985). *Health, stress and coping. New perspectives on mental and physical well-being.* San Francisco, CA: Jossey-Bass.

Antonovsky, A. (1987). *Unraveling the mystery of health. How people manage stress and stay well.* San Francisco, CA: Jossey-Bass.

Antonovsky, A. (1997). *Salutogenese. Zur Entmystifizierung der Gesundheit.* Tübingen: dgvt-Verlag.

Aquin, T. von (1959). *Die deutsche Thomas-Ausgabe: vollständige, ungekürzte deutsch-lateinische Ausgabe der Summa theologica.* Graz: Styria.

Augustinus, A. (1950). *Bekenntnisse* (Bd. XII). Zürich: Artemis.

Augustinus, A. (2004). *De moribus ecclesiae catholicae et de moribus manichaeorum. Die Lebensführung der katholischen Kirche und die Lebensführung der Manichäer.* Paderborn: Schöningh.

Backhans, M.C. & Hemmingsson, T. (2012). Unemployment and mental health – who is (not) affected? *European Journal of Public Health, 22* (3), 429–433.

Baliki, M.N., Geha, P.Y., Apkarian, A.V. & Chialvo, D.R. (2008). Beyond feeling: chronic pain hurts the brain, disrupting the default-mode network dynamics. *Journal of Neuroscience, 28* (6), 1398–1403.

Bandura, A. (1977). Self-efficacy: toward a unifying theory of behavioral change. *Psychological review, 84* (2), 191–215. doi: 10.1037/0033-295X.84.2.191

Bandura, A. (1997). *Self-efficacy: the exercise of control.* New York: W.H. Freeman.

Bartone, P.T., Hystad, S.W., Eid, J. & Brevik, J.I. (2012). Psychological hardiness and coping style as risk/resilience factors for alcohol abuse. *Military Medicine, 177* (5), 517–524. doi: 10.7205/MILMED-D-11-00200

Baumeister, R.F., Bratslavsky, E., Muraven, M. & Tice, D.M. (1998). Ego depletion: is the active self a limited resource? *Journal of Personality and Social Psychology, 74* (5), 1252–1265.

Beck, A.T. & Alford, B.A. (2009). *Depression: causes and treatment* (2nd ed.). Philadelphia, PA: University of Pennsylvania Press.

Beck, U., Vossenkuhl, W. & Erdmann, Z.U. (1995). *Eigenes Leben. Ausflüge in die unbekannte Gesellschaft, in der wir leben.* München: Beck.

Becker, P. (1995). *Seelische Gesundheit und Verhaltenskontrolle. Eine integrative Persönlichkeitstheorie und ihre klinische Anwendung.* Göttingen: Hogrefe.

Bengel, J., Strittmatter, R. & Willmann, H. (1998). *Was erhält Menschen gesund? Antonovskys Modell der Salutogenese – Diskussionsstand und Stellenwert. Eine Expertise.* Köln: BZgA.

Benigni, R., Cerami, V. & Vagt, S. (1998). *Das Leben ist schön.* Frankfurt/Main: Suhrkamp.

Bode, S., Bogler, C. & Haynes, J.D. (2013). Similar neural mechanisms for perceptual guesses and free decisions. *Neuroimage, 65,* 456–465. doi: 10.1016/j.neuroimage.2012.09.064

Boehm, J.K., Peterson, C., Kivimaki, M. & Kubzansky, L.D. (2011a). Heart health when life is satisfying: evidence from the Whitehall II cohort study. *European Heart Journal, 32* (21), 2672–2677.

Boehm, J.K., Peterson, C., Kivimaki, M. & Kubzansky, L.D. (2011b). A prospective study of positive psychological well-being and coronary heart disease. *Health Psychology, 30* (3), 259–267.

Boscolo, P., Di Gioacchino, M., Reale, M., Muraro, R. & Di Giampaolo, L. (2011). Work stress and innate immune response. *International Journal of Immunopathology and Pharmacology, 24* (1 Suppl.), 51S- 54S.

Brandes, U. & Schiersmann, C. (1986). *Frauen, Männer und Computer: Eine repräsentative Untersuchung über die Einstellung von Frauen und Männern in der BRD zum Thema Computer.* Bericht. Hamburg: Redaktion BRIGITTE im Verlag Gruner+Jahr.

Bruscia, K., Shultis, C., Dennery, K. & Dileo, C. (2008). The sense of coherence in hospitalized cardiac and cancer patients. *Journal of Holistic Nursing, 26* (4), 286–294. doi: 10.1177/0898010108317400

Buber, M. (1923). *Ich und du*. Leipzig: Insel-Verlag.

Bucay, J. (2008). *Komm, ich erzähl dir eine Geschichte*. Frankfurt/Main: Fischer.

Burke, K.A., Franz, T.M., Miller, D.N. & Schoenbaum, G. (2008). The role of the orbitofrontal cortex in the pursuit of happiness and more specific rewards. *Nature, 454,* 340–344. doi: 10.1038/nature06993

Calhoun, L.G. & Tedeschi, R.G. (2006). *Handbook of posttraumatic growth. Research and practice*. Mahwah, NJ: Lawrence Erlbaum Associates.

Callahan, L. & Pincus, T. (1995). The sense of coherence scale in patients with rheumatoid arthritis. *Arthritis care and Research, 8* (1), 28–35. doi: 10.1002/art.1790080108

Carhart-Harris, R.L. & Friston, K.J. (2010). The default-mode, ego-functions and free-energy: a neurobiological account of Freudian ideas. *Brain, 133* (4), 1265–1283. doi: 10.1093/brain/awq010

Carver, C.S. & Scheier, M. (1981). *Attention and self-regulation. A control-theory approach to human behavior*. New York: Springer-Verlag. doi: 10.1007/978-1-4612-5887-2

Carver, C.S. & Scheier, M. (1998). *On the self-regulation of behavior*. Cambridge, UK: Cambridge University Press. doi: 10.1017/CBO9781139174794

Caspar, F. (2007). *Beziehungen und Probleme verstehen. Eine Einführung in die psychotherapeutische Plananalyse*. Bern: Huber.

Cederblad, M. & Hansson, K. (1996). Sense of coherence – a concept influencing health and quality of life in a Swedish psychiatric at-risk group. *Israel journal of medical sciences, 32* (3–4).

Chomsky, N. & Arnove, A. (2008). *The essential Chomsky*. New York: New Press.

Cicero, M.T. (1998). *De inventione. Über die Auffindung des Stoffes. Lateinisch-deutsch*. Düsseldorf: Artemis & Winkler.

Comenius, J.A. (1970). *Böhmische Didaktik*. Paderborn: Schöningh.

Csikszentmihályi, M. (1990). *Flow. The psychology of optimal experience*. New York: Harper & Row.

Csikszentmihályi, M. (1997). *Finding Flow. The psychology of engagement with everyday life.* New York: Basic Books.

Damasio, A.R. (2000). *Ich fühle, also bin ich. Die Entschlüsselung des Bewusstseins*. München: List.

Delmas, P. (2007). La hardiesse, une ressource pour mieux gérer le stress [Hardiness, a resource for coping with stress]. *Revue de l'infirmière, 128,* 24.

Denjean, C. (2013). *Der kluge Bauch – unser zweites Gehirn* [Fernsehsendung]. Baden-Baden: arte. Zugriff am 15.04.2014. Verfügbar unter http://www.arte.tv/guide/de/048696–000/der-kluge-bauch-unser-zweites-gehirn?autoplay=1

Dick, A. (2010). *Mut. Über sich hinauswachsen*. Bern: Huber.

Di Giovanni, G., Di Matteo, V. & Espositio, E. (2008). *Serotonin-dopamine interaction experimental evidence and therapeutic relevance*. Amsterdam: Elsevier Science & Technology.

Dilling, H., Mombour, W., Schmidt, M.H. & WHO (2008). *Internationale Klassifikation psychischer Störungen. ICD-10, Kap V (F). Klinisch-diagnostische Leitlinien* (6., vollst. überarb. Aufl.). Bern: Huber.

Diochot, S., Baron, A., Salinas, M., Douguet, D., Scarzello, S., Dabert-Gay, A. S. et al. (2012). Black mamba venom peptides target acid-sensing ion channels to abolish pain. *Nature, 490* (7421), 552–555.

Eliade, M. (2006). *Schamanismus und archaische Ekstasetechnik* (Neuauflage mit neuer Übersetzung). Berlin: Suhrkamp.

Ellenberger, H. F. (2007). *Die Entdeckung des Unbewußten. Geschichte und Entwicklung der dynamischen Psychiatrie von den Anfängen bis zu Janet, Freud, Adler und Jung*. Zürich: Diogenes.

Ellis, A. (2008). *Grundlagen und Methoden der rational-emotiven Verhaltenstherapie*. Stuttgart: Klett-Cotta.

Farrelly, F. & Brandsma, J. M. (1986). *Provokative Therapie*. Berlin: Springer. doi: 10.1007/978-3-662-09529-4

Feynman, R. P. (2003). *Es ist so einfach: Vom Vergnügen, Dinge zu entdecken* (7. Aufl., 2011). München: Piper.

Fischer, G. & Riedesser, P. (2009). *Lehrbuch der Psychotraumatologie*. München: E. Reinhardt.

Frankl, V. E. (2011). *... trotzdem Ja zum Leben sagen. Ein Psychologe erlebt das Konzentrationslager*. München: Kösel.

Freud, A. (1964). *Das Ich und die Abwehrmechanismen*. München: Kindler.

Freudenberger, H. J. & North, G. (1994). *Burn-out bei Frauen: über das Gefühl des Ausgebranntseins*. Frankfurt: Fischer.

Gardner, H. (1983). *Frames of mind. The theory of multiple intelligences*. New York: Basic Books.

Goethe, J. W. von (1989). *Faust I. Der Tragödie erster Teil*. Dresden: VEB Verlag der Kunst.

Goleman, D. (2011). *Emotionale Intelligenz*. München: dtv.

Grawe, K. (2004). *Neuropsychotherapie*. Göttingen: Hogrefe.

Grawe, K. (2007). *Neuropsychotherapy. How the neurosciences inform effective psychotherapy*. Mahwah, NJ: Lawrence Erlbaum Associates.

Greicius, M. D., Supekar, K., Menon, V. & Dougherty, R. F. (2009). Resting-state functional connectivity reflects structural connectivity in the default mode network. *Cerebral Cortex, 19* (1), 72–78. doi: 10.1093/cercor/bhn059

Greitemeyer, T., Lebek, S., Frey, D. & Traut-Mattausch, E. (2011). Why people try to actively change unchangeable situations. *Current Psychology, 30* (3), 284–298. doi: 10.1007/s12144-011-9113-2

Grimm, S., Boesiger, P., Beck, J., Schuepbach, D., Bermpohl, F., Walter, M. et al. (2009). Altered negative BOLD responses in the default-mode network during emotion processing in depressed subjects. *Neuropsychopharmacology, 34* (4), 932–943. doi: 10.1038/npp.2008.81

Gross, J. J. (2007). *Handbook of emotion regulation*. New York: Guilford Press.

Hain, P. (2000a). Humor. In G. Stumm & A. Pritz (Hrsg.), *Deutschsprachiges Wörterbuch der Psychotherapie*. Dordrecht: Springer.

Hain, P. (2000b). *Humor in der hypnotherapeutischen Arbeit mit Kindern, Jugendlichen und Erwachsenen*. Dortmund: video-cooperative-ruhr.

Haken, H. & Haken-Krell, M. (1992). *Erfolgsgeheimnisse der Wahrnehmung. Synergetik als Schlüssel zum Gehirn*. Stuttgart: Deutsche Verlags-Anstalt.

Haken, H. & Schiepek, G. (2006). *Synergetik in der Psychologie. Selbstorganisation verstehen und gestalten*. Göttingen: Hogrefe.

Haken, H. & Schiepek, G. (2010). *Synergetik in der Psychologie. Selbstorganisation verstehen und gestalten* (2., korrigierte Aufl.). Göttingen: Hogrefe.

Hammelstein, P. (2008). *Das Stimulationsbedürfnis (Sensation Seeking) im klinischen und differentialpsychologischen Kontext*. Lengerich: Pabst Science Publishers.

Hansson, K. & Cederblad, M. (2004). Sense of coherence as a meta-theory for salutogenic family therapy. *Journal of Family Psychotherapy, 15* (1/2), 39–54. doi: 10.1300/J085v15n01_04

Harrison, B.J., Pujol, J., Lopez-Sola, M., Hernandez-Ribas, R., Deus, J., Ortiz, H. et al. (2008). Consistency and functional specialization in the default mode brain network. *Proceedings of the National Academy of Sciences of the United States of America, 105* (28), 9781–9786.
Heidegger, M. (1927). *Sein und Zeit*. Halle/Saale: M. Niemeyer.
Heinrichs, M., Dawans, B. von & Domes, G. (2009). Oxytocin, vasopressin, and human social behavior. *Frontiers in Neuroendocrinology, 30* (4), 548–557. doi: 10.1016/j.yfrne.2009.05.005
Hering, L. (2005). *Erfolgserleben am Arbeitsplatz unter spezieller Berücksichtigung der Variablen Selbstbelohnung, Feedback, Zieleinfluss und Wiedererinnern*. Freiburg Schweiz: Vervielfältigte Lizentiatsarbeit.
Hessel, S. (2011). *Empört Euch!* Berlin: Ullstein.
Hessel, S. im Gespräch mit G. Vanderpooten (2011). *Engagiert Euch!* Berlin: Ullstein.
Hiroto, D.S. (1974). Locus of control and learned helplessness. *Journal of Experimental Psychology, 102* (2), 187–193. doi: 10.1037/h0035910
Holiday, B., Dufty, W. & Pelote, V. (1984). *Lady sings the blues*. Harmondsworth, UK: Penguin Books.
Hood, S., Beaudet, M.P. & Catlin, G. (1996). A healthy outlook. *Health reports/Statistics Canada, 7* (4), 25–32.
Jeger, P., Znoj, H. & Grawe, K. (2003). Increase in coherence in action control as a feature of successful psychotherapies: a sequential analytical examination of the therapist-patient interaction. *Psychotherapy Research, 13* (4), 415–428. doi: 10.1093/ptr/kpg036
Jin, R.L., Shah, C.P. & Svoboda, T.J. (1995). The impact of unemployment on health: a review of the evidence. *Canadian Medical Association Journal, 153* (5), 529–540.
Kabat-Zinn, J. (2009). *108 Momente der Achtsamkeit. Auszüge aus „Zur Besinnung kommen"*. Freiamt im Schwarzwald: Arbor. Zugriff am 15.04.2014. Verfügbar unter http://www.arbor-verlag.de/files/9783936855685.pdf
Kahneman, D. (2011). *Thinking, fast and slow*. New York: Farrar, Straus and Giroux.
Kampusch, N. (2013). *3096 Tage*. Berlin: Ullstein.
Kanfer, F., Reinecker, H. & Schmelzer, D. (2012). *Selbstmanagement-Therapie. Ein Lehrbuch für die klinische Praxis* (5. Aufl.). Heidelberg: Springer. doi: 10.1007/978-3-642-19366-8
Karanikolos, M., Mladovsky, P., Cylus, J., Thomson, S., Basu, S., Stuckler, D. et al. (2013). Financial crisis, austerity, and health in Europe. *Lancet, 381* (9874), 1323–1331.
Karasek, H. (2011). *Soll das ein Witz sein? Humor ist, wenn man trotzdem lacht*. Berlin: Quadriga.
Kasper, S. (1997). *Depression, Angst und Zwang. Serotonin-Spektrumerkrankungen*. Wiesbaden: Deutscher Universität-Verlag. doi: 10.1007/978-3-322-85484-1
Kentikelenis, A., Karanikolos, M., Papanicolas, I., Basu, S., McKee, M. & Stuckler, D. (2012). Effects of Greek economic crisis on health are real. *Bmj, 345*, e8602; author reply e8608.
Kessler, R.C., Berglund, P., Demler, O., Jin, R., Merikangas, K.R. & Walters, E.E. (2005). Lifetime prevalence and age-of-onset distributions of DSM-IV disorders in the National Comorbidity Survey Replication. *Archives of General Psychiatry, 62* (6), 593–602. doi: 10.1001/archpsyc.62.6.593
Klein, S. (2007). *Die Glücksformel*. Hamburg: Eichborn Verlag.
Kobasa, S.C. (1979a). Personality and resistance to illness. *American Journal of Community Psychology, 7* (4), 413–423.
Kobasa, S.C. (1979b). Stressful life events, personality, and health: an inquiry into hardiness. *Journal of Personality and Social Psychology, 37* (1), 1–11.
Kobasa, S.C. (1982). *The hardy personality: Toward a social psychology of stress and health*. In G.S. Sanders & J. Suls (Eds.), *Social psychology of health and illness* (pp. 3–32). Hillsdale, NJ: Lawrence Erlbaum Associates.
Kobasa, S.C., Hilker, R.R. & Maddi, S.R. (1979). Who stays healthy under stress? *Journal of Occupational & Environmental Medicine, 21* (9), 595–598.

Kobasa, S.C., Maddi, S.R., Puccetti, M.C. & Zola, M.A. (1985). Effectiveness of hardiness, exercise and social support as resources against illness. *Journal of Psychosomatic Research, 29* (5), 525–533. doi: 10.1016/0022-3999(85)90086-8

Kobasa, S.C. & Puccetti, M.C. (1983). Personality and social resources in stress resistance. *Journal of Personality and Social Psychology, 45* (4), 839–850. doi: 10.1037/0022-3514.45.4.839

Koelbl, H. (2012, 8. November). Krimiautorin Donna Leon: „Die heimliche Rache der Machtlosen". *ZEITmagazin,* S. 70.

Kosfeld, M., Heinrichs, M., Zak, P.J., Fischbacher, U. & Fehr, E. (2005). Oxytocin increases trust in humans. *Nature, 435* (7042), 673–676.

Kotz, S.A., Kalberlah, C., Bahlmann, J., Friederici, A.D. & Haynes, J.D. (2013). Predicting vocal emotion expressions from the human brain. *Human Brain Mapping, 34* (8), 1971–1981. doi: 10.1002/hbm.22041

Krampen, G. (1991). *FKK. Fragebogen zu Kompetenz- und Kontrollüberzeugungen.* Göttingen: Hogrefe.

Larsson, G. & Kallenberg, K.O. (1996). Sense of coherence, socioeconomic conditions and health: interrelationships in a nation-wide Swedish sample. *European Journal of Public Health, 6* (3), 175–180. doi: 10.1093/eurpub/6.3.175

Leakey, L.S., Tobias, P.V. & Napier, J.R. (1964). A new species of the genus Homo from Olduvai Gorge. *Nature, 202,* 7–9. doi: 10.1038/202007a0

Leakey, R.E. (1994). *The origin of humankind.* New York: BasicBooks.

Lehmann, D. & Michel, C.M. (2011). EEG-defined functional microstates as basic building blocks of mental processes. *Clinical Neurophysiology, 122* (6), 1073–1074. doi: 10.1016/j.clinph.2010.11.003

Lewitan, L. (2013, 27. Juni). „Ich habe die Fähigkeit des Stehaufmännchens" (Interview mit Alexander Pereira). *ZEITmagazin,* Nr. 27.

Libet, B. (2005). *Mind time. Wie das Gehirn Bewusstsein produziert.* Frankfurt/Main: Suhrkamp.

Lindgren, A. (1986). *Pippi Langstrumpf.* Hamburg: Verlag Friedrich Oetinger.

Lindmark, U., Stenström, U., Gerdin, E. & Hugoson, A. (2010). The distribution of „sense of coherence" among Swedish adults: A quantitative cross-sectional population study. *Scandinavian Journal of Public Health, 38* (1), 1–8. doi: 10.1177/1403494809351654

Long, X.Y., Zuo, X.N., Kiviniemi, V., Yang, Y., Zou, Q.H., Zhu, C.Z. et al. (2008). Default mode network as revealed with multiple methods for resting-state functional MRI analysis. *Journal of Neuroscience Methods, 171* (2), 349–355. doi: 10.1016/j.jneumeth.2008.03.021

Lowen, A. (1997). *Lust. Der Weg zum kreativen Leben.* München: Goldmann Verlag.

Mackenbach, J.P., Karanikolos, M. & McKee, M. (2013). The unequal health of Europeans: successes and failures of policies. *Lancet, 381* (9872), 1125–1134.

Maercker, A., Zöllner, T., Menning, H., Rabe, S. & Karl, A. (2006). Dresden PTSD treatment study: randomized controlled trial of motor vehicle accident survivors. *BMC Psychiatry, 6,* 29. doi: 10.1186/1471-244X-6-29

Marcuse, L. (1949). *Die Philosophie des Glücks, von Hiob bis Freud.* Zürich: Europa Verlag.

Maslow, A.H. (1962). *Toward a psychology of being.* Princeton, NJ: Van Nostrand. doi: 10.1037/10793-000

McCarthy, M.J., Lyons, K.S., Powers, L.E. & Bauer, E.A. (2013). Gender, health ambiguity, and depression among survivors of first stroke: a pilot study. *Archives of Physical Medicine and Rehabilitation, 94* (1), 193–195. doi: 10.1016/j.apmr.2012.07.019

McCubbin, H.I., Thompson, E.A., Thompson, A.I. & Fromer, J.E. (1998). *Stress, coping, and health in families: sense of coherence and resiliency.* Thousand Oaks, CA: Sage Publications.

Menning, H. (2010). *Operante Verfahren*. In S. Meinlschmidt, S. Schneider & J. Margraf (Hrsg.), *Lehrbuch der Verhaltenstherapie. Band 4: Materialien für die Psychotherapie* [mit DVD] (S. 113–124). Berlin: Springer.

Menning, H. (2011). *Positive Emotionen*. In G. Schiepek (Hrsg.), *Neurobiologie der Psychotherapie* (2., vollständig neu bearb. und erw. Aufl.). Stuttgart: Schattauer.

Messner, R. (2005a). *Grenzenlos zum Erfolg. So wachsen Sie über sich hinaus* [Audio-CD]. Frankfurt/Main: Campus Verlag.

Messner, R. (2005b). *Mein Leben am Limit. Eine Autobiographie in Gesprächen mit Thomas Hüetlin*. München: Piper.

Milram, J. E., Richardson, J. L., Marks, G., Kemper, C. A. & McCutchan, A. J. (2004). The roles of dispositional optimism and pessimism in HIV disease progression. *Psychology & Health, 19*, 167–181. doi: 10.1080/08870440310001652696

Miyazaki, T., Ishikawa, T., Nakata, A., Sakurai, T., Miki, A., Fujita, O. et al. (2005). Association between perceived social support and Th1 dominance. *Biological Psychology, 70* (1), 30–37. doi: 10.1016/j.biopsycho.2004.09.004

Morag, M., Morag, A., Reichenberg, A., Lerer, B. & Yirmiya, R. (1999). Psychological variables as predictors of rubella antibody titers and fatigue – a prospective, double blind study. *Journal of Psychiatric Research, 33* (5), 389–395. doi: 10.1016/S0022-3956(99)00010-2

Olds, J. & Milner, P. (1954). Positive reinforcement produced by electrical stimulation of septal area and other regions of rat brain. *Journal of Comparative Physiology, 47* (6), 419–427.

Pasteur, L., Jourbert, J. & Chamberland, R. (1878). Le charbon des poules. *Comptes Rendus de l'Académie des Sciences, 87*, 47.

Pinker, S. (2008). *Das Geschlechter-Paradox: Über begabte Mädchen, schwierige Jungs und den wahren Unterschied zwischen Männern und Frauen*. München: DVA.

Pomarol-Clotet, E., Salvador, R., Sarro, S., Gomar, J., Vila, F., Martinez, A. et al. (2008). Failure to deactivate in the prefrontal cortex in schizophrenia: dysfunction of the default mode network? *Psychological Medicine, 38* (8), 1185–1193.

Pöppel, E. (2000). *Rhythm, musical narrative, and origins of human communication*. In M. Wittmann, S. N. Malloch, B. Merker & B. Schlögler (Eds.), *Temporal mechanisms of the brain as fundamentals of communication*. Lìege: ESCOM.

Pöppel, E. (2007). *Der Rahmen. Ein Blick des Gehirns auf unser Ich*. München: Hanser.

Pressman, S. D. & Cohen, S. (2005). Does positive affect influence health? *Psychological Bulletin, 131* (6), 925–971.

Rabe, S., Zöllner, T., Maercker, A. & Karl, A. (2006). Neural correlates of posttraumatic growth after severe motor vehicle accidents. *Journal of consulting and clinical psychology, 74* (5), 880–886. doi: 10.1037/0022-006X.74.5.880

Rabin, L. (1997). *Ich gehe weiter auf seinem Weg. Erinnerungen an Jitzchak Rabin*. München: Droemer Knaur.

Rabin, L. (1999). *Die Sehnsucht lebt in meinem Herzen. Frauen im Nahen Osten*. München: Droemer Knaur.

Raichle, M. E., MacLeod, A. M., Snyder, A. Z., Powers, W. J., Gusnard, D. A. & Shulman, G. L. (2001). A default mode of brain function. *Proceedings of the National Academy of Sciences of the United States of America, 98* (2), 676–682. doi: 10.1073/pnas.98.2.676

Ralston, A. (2005). *Im Canyon fünf Tage und Nächte bis zur schwierigsten Entscheidung meines Lebens*. Berlin: Ullstein.

Rasmussen, A. F., Jr., Marsh, J. T. & Brill, N. Q. (1957). Increased susceptibility to herpes simplex in mice subjected to avoidance-learning stress or restraint. *Proceedings of the Society for Experimental Biology and Medicine, 96* (1), 183–189. doi: 10.3181/00379727-96-23426

Reddemann, L. (2008). *Würde. Annäherung an einen vergessenen Wert in der Psychotherapie.* Stuttgart: Klett-Cotta.

Robbins, A. (1991). *Awaken the giant within. How to take immediate control of your mental, emotional, physical and financial destiny*. New York: Summit Books.

Rosenbaum, M. (1990). *Learned resourcefulness. On coping skills, self-control, and adaptive behavior*. New York: Springer.

Rosenbaum, M. & Ben-Ari, K. (1985). Learned helplessness and learned resourcefulness: effects of noncontingent success and failure on individuals differing in self-control skills. *Journal of Personality and Social Psychology, 48* (1), 198–215. doi: 10.1037/0022-3514.48.1.198

Rotter, J. B. (1966). Generalized expectancies for internal versus external control of reinforcement. *Psychological Monographs, 80* (609). doi: 10.1037/h0092976

Rufer, M. (2012). *Erfasse komplex, handle einfach. Systemische Psychotherapie als Praxis der Selbstorganisation – ein Lernbuch*. Göttingen: Vandenhoeck & Ruprecht.

Saß, H., Wittchen, H.-U., Zaudig, M. & APA (2001). *Diagnostisches und Statistisches Manual psychischer Störungen – DSM-IV*. Göttingen: Hogrefe.

Schauer, M., Elbert, T. & Neuner, F. (2005). *Narrative exposure therapy. A short-term intervention for traumatic stress disorders after war, terror, or torture*. Toronto, CAN: Hogrefe & Huber Publisher.

Schedlowski, M. & Tewes, U. (1999). *Psychoneuroimmunology. An interdisciplinary introduction.* New York: Kluwer Academic/Plenum Publishers. doi: 10.1007/978-1-4615-4879-9

Scheier, M. F. & Carver, C. S. (1985). Optimism, coping, and health: assessment and implications of generalized outcome expectancies. *Health psychology: Official journal of the Division of Health Psychology, American Psychological Association, 4* (3), 219–247. doi: 10.1037/0278-6133.4.3.219

Schiepek, G., Eckert, H. & van Kravanja, B. (2013). *Grundlagen systemischer Therapie und Beratung. Psychotherapie als Förderung von Selbstorganisationsprozessen*. Göttingen: Hogrefe.

Schiller, F. (1997). *Über Anmut und Würde. Eine Abhandlung* (Philosophische Schriften. Vermischte Schriften, Bd. V). Düsseldorf: Artemis & Winkler.

Schmid, G. B. (2010a). *Selbstheilung durch Vorstellungskraft.* Berlin: Springer.

Schmid, G. B. (2010b). *Tod durch Vorstellungskraft. Das Geheimnis psychogener Todesfälle*. Wien: Springer.

Schmid, W. (2004). *Mit sich selbst befreundet sein. Von der Lebenskunst im Umgang mit sich selbst*. Frankfurt/Main: Suhrkamp.

Schmidt, L. & Frenz, L. (2010). *Das Naturbuch für Neugierige*. Berlin: Rowohlt.

Schubert, C. (2011). *Psychoneuroimmunologie und Psychotherapie*. Stuttgart: Schattauer.

Seligman, M. E. P. (2005). *Der Glücks-Faktor. Warum Optimisten länger leben*. Bergisch Gladbach: Bastei Lübbe.

Seligman, M. E. P. (2006). *Learned optimism. How to change your mind and your life*. New York: Vintage Books.

Seligman, M. E. P. (2012). *Flourish – wie Menschen aufblühen. Die positive Psychologie des gelingenden Lebens*. München: Kösel.

Sennett, R. (1998). *Der flexible Mensch. Die Kultur des neuen Kapitalismus*. Berlin: Berlin-Verlag.

Sharot, T. (2011). *The optimism bias. A tour of the irrationally positive brain*. New York: Pantheon Books.

Sharot, T., Riccardi, A. M., Raio, C. M. & Phelps, E. A. (2007). Neural mechanisms mediating optimism bias. *Nature, 450* (7166), 102–105.

Skinner, B. F. (2005). *Walden two*. Indianapolis, IN: Hackett Publishing Company.

Sloterdijk, P. (2006). *Zorn und Zeit. Politisch-psychologischer Versuch*. Frankfurt/Main: Suhrkamp.

Sloterdijk, P. (2009). *Du musst dein Leben ändern. Über Anthropotechnik*. Frankfurt/Main: Suhrkamp.

Soon, C. S., He, A. H., Bode, S. & Haynes, J. D. (2013). Predicting free choices for abstract intentions. *Proceedings of the National Academy of Sciences of the United States of America, 110* (15), 6217–6222. doi: 10.1073/pnas.1212218110

Sparmann, A. (2006). Der Planet, der uns zu existieren erlaubt. *GEO, 10,* 62.

Spitz, R. & Theusner-Stampa, G. (2005). *Vom Säugling zum Kleinkind. Naturgeschichte der Mutter-Kind-Beziehungen im ersten Lebensjahr*. Stuttgart: Klett-Cotta.

Spitzer, M. (2006). *Lernen. Gehirnforschung und die Schule des Lebens*. Heidelberg: Spektrum Akademischer Verlag.

Steiner, R. (1948). *Ueber den Rhythmus der menschlichen Leiber: zwei Vorträge von Rudolf Steiner gehalten am 21. Dezember 1908 und 12. Januar 1909 in Berlin*. Dornach, CH: Goetheanum.

Suominen, S., Blomberc, H., Helenius, H. & Koskenvuo, M. (1999). Sense of coherence and health – does the association depend on resistance resources? A study of 3115 adults in Finland. *Psychology & Health, 14* (5), 937–948. doi: 10.1080/08870449908407358

Taylor, S. E. (1993). *Positive Illusionen. Produktive Selbsttäuschung und seelische Gesundheit*. Reinbek: Rowohlt.

Thoreau, H. D. (1971). *Walden*. Princeton, NJ: Princeton University Press.

Tomonaga, Y., Haettenschwiler, J., Hatzinger, M., Holsboer-Trachsler, E., Rufer, M., Hepp, U. et al. (2013). The economic burden of depression in Switzerland. *Pharmacoeconomics, 31* (3), 237–250. doi: 10.1007/s40273-013-0026-9

Twain, M. (2009). *Huckleberry Finn*. Wien: Ueberreuter.

Uddin, L. Q., Kelly, A. M., Biswal, B. B., Margulies, D. S., Shehzad, Z., Shaw, D. et al. (2008). Network homogeneity reveals decreased integrity of default-mode network in ADHD. *Journal of Neuroscience Methods, 169* (1), 249–254. doi: 10.1016/j.jneumeth.2007.11.031

van der Hart, O., Nijenhuis, E. R. S. & Steele, K. (2008). *Das verfolgte Selbst. Strukturelle Dissoziation und die Behandlung chronischer Traumatisierung*. Paderborn: Junfermann.

Visintainer, M., Volpicelli, M. & Seligman, M. (1982). Tumor rejection in rats after inescapable or escapable shock. *Science, 216* (4544), 437–439.

Wagner, B. & Maercker, A. (2010). *Trauma and posttraumatic growth in Germany*. In T. Weiss (Ed.), *Posttraumatic growth and culturally competent practice. Lessons learned from around the globe* (pp. 73–85). Hoboken, NJ: Wiley.

Wallston, B. D. & Wallston, K. A. (1978). Locus of control and health: a review of the literature. *Health Education Monographs, 6* (2), 107–117. doi: 10.1177/109019817800600102

Watzlawick, P. (1983). *Anleitung zum Unglücklichsein*. München: Piper.

Watzlawick, P. (1994). *Vom Schlechten des Guten oder Hekates Lösungen*. München: dtv.

Werner, E. E., Bierman, J. M. & French, F. E. (1971). *The children of Kauai; a longitudinal study from the prenatal period to age ten*. Honolulu, HI: University of Hawaii Press.

Wiesel, E. (1996). *Interview: Holocaust surviver's storyteller* [videos]. Washington, DC: American Academy of Achievement. Retrieved April 15, 2014, from http://www.achievement.org/autodoc/page/wie0int-1

Willner, P. (1985). *Depression. A psychobiological synthesis*. New York: Wiley.

Wittchen, H.-U., Jacobi, F., Rehm, J., Gustavsson, A., Svensson, M., Jonsson, B. et al. (2011). The size and burden of mental disorders and other disorders of the brain in Europe 2010. *European Neuropsychopharmacology, 21* (9), 655–679. doi: 10.1016/j.euroneuro.2011.07.018

Wittmann, M. (2012). *Gefühlte Zeit. Kleine Psychologie des Zeitempfindens*. München: Beck.

Yehuda, R., McFarlane, A. C. & Shalev, A. Y. (2000). *International handbook of human response to trauma*. New York: Kluwer Academic/Plenum Press.

Yehuda, R. & Seckl, J. (2011). Minireview: Stress-related psychiatric disorders with low cortisol levels: a metabolic hypothesis. *Endocrinology, 152* (12), 4496–4503. doi: 10.1210/en.2011-1218

Young, J. E., Klosko, J. S., Weishaar, M. E. & Kierdorf, T. (2008). *Schematherapie. Ein praxisorientiertes Handbuch*. Paderborn: Junfermann.

Zhao, X. H., Wang, P. J., Li, C. B., Hu, Z. H., Xi, Q., Wu, W. Y. et al. (2007). Altered default mode network activity in patient with anxiety disorders: an fMRI study. *European Journal of Radiology, 63* (3), 373–378. doi: 10.1016/j.ejrad.2007.02.006

Zöllner, T. & Maercker, A. (2006). Posttraumatic growth in clinical psychology. A critical review and introduction of a two component model. *Clinical Psychology Review, 26* (5), 626–653.

Zöllner, T., Rabe, S., Karl, A. & Maercker, A. (2008). Posttraumatic growth in accident survivors: openness and optimism as predictors of its constructive or illusory sides. *Journal of Clinical Psychology, 64* (3), 245–263. doi: 10.1002/jclp.20441

Zöllner, T., Calhoun, L. & Tedeschi, R. (2006). *Trauma und persönliches Wachstum*. In A. Maercker & R. Rosner (Hrsg.), *Psychotherapie der Posttraumatischen Belastungsstörungen. Krankheitsmodelle und Therapiepraxis – störungsspezifisch und schulenübergreifend* (S. 36–45). Stuttgart: Thieme.

Zuckerman, M. (1979). *Sensation seeking. Beyond the optimal level of arousal*. Hillsdale, NJ: Lawrence Erlbaum Associates.

Sachregister

A
Abgrenzung 16
Abwehrmechanismus 24, 66
Abwehrreaktion 16
Acetylcholin 60
Achtsamkeit 43, 60, 89, 105, 107, 110
ADHS 51, 63
Adrenalin 81
Aggressionskompetenz 39, 43, 72, 73, 77
Agitiertheit 33
Ähnlichkeitsprinzip 102
Aktionskraft 72
Alexithymie 111
Algorithmus, psychischer 12
Alkohol 37
Allergie 52
Alzheimer-Demenz 52
Ambition 72
Amygdala 70
Amy Winehouse 36
Anforderung 44
Anger management 35
Anpassungsfähigkeit 30
Anpassungsleistung 22, 28
Anschlussorientierung 111
Anspannung 53
Anteriores Cingulum 70
Antivirus 108
Apathie 84
Arbeitsbedingung 10, 33, 53
Arbeitszeitverdichtung 10, 19, 21, 53
Arzt, innerer 108
Asthma 52
Atemrhythmus 58
Attraktor 25
Attribuieren 19
Aufmerksamkeit, fokussierte 80, 84
Aufmerksamkeitsblindheit 89
Aufmerksamkeitsdiktatur 89
Aufmerksamkeitssteuerung 81
Autismus 38, 51, 52
autoaggressiv 72
Automatismus, immunoprotektiver 14
autopoëtisch 11, 19
Autopsychoimmunerkrankung 19
autotelisch 50
aversive childhood experiences (ACE) 32

B
Balance 35, 111
Bärtierchen 29
Bauchgefühl 52
Bauchhirn 51
Bauchintelligenz 51
Bedeutsamkeit 44
Bedürfnispyramide 56, 57
Belastbarkeit 19
Beschwerden, psychosomatische 33
Bewältigungsstrategie 9
Bewegung 112
Beziehung 21, 23, 90, 110
– soziale 20
Billie Holiday 36
Bindung 70, 75, 91, 96
bio-psycho-sozial 43
Boreout 14, 21, 84
Bossing 10
brain drain 19
Bruno Bettelheim 38
Burnout 9, 14, 21, 32–34, 53, 59, 107
Buthan 111

C
Ceausescu-Diktatur 64
Challenge 55
Chronos 59
Code 12
– psychischer 32
Commitment 19, 24, 54, 55
Cortex, präfrontaler 81
Cortisol 60

D
daily hassles 53
Darm 51
Darmhirn 52

default mode network 17, 18, 26
Demutsdressur 72
Depression 9, 14, 20, 25, 32, 64, 84, 96, 109, 111
Deprivationssyndrom 32
Derealisation 81
Dereflexion 38
Destabilisierung 53
Devitalisierung 25, 28
Dissoziation 28, 41, 80, 87, 93, 94
Donna Leon 64
Dopamin 50, 60–62, 79–81
Dopaminsystem 25
Drogenkonsum 37
Durchsetzungsvermögen 77
Dysbalance 32, 35
Dysstress 53, 59

E

Edith Piaf 36
Edward St Aubyn 39
Ego depletion 34
Ehrlichkeit 62, 63, 77
Eigenliebe 43, 64, 70, 71
Eigenwertbewusstsein 57
Eiswassertest 66
Ekstase 80, 81
EMDR 85
Emotion 36, 62
  – negative 20
  – positive 20
Emotionskontrolle 42
Emotionsregulation 16, 24, 27, 35, 81
Empathie 43
Empörung 71, 72
Empowerment 15
Entängstigung 50
Entdringlichen 110
Enterotypus 52
Entrhythmisierung 59
Entspannung 53
Entwicklungsziel 110
Erderwärmung 21
ereigniszeitorientiert 60
Erfahrung, optimale 80, 81, 84
erfolgszuversichtlich 46
Erkältung, psychische 19
Erschöpfungsdepression 9, 59
Eustress 53, 59, 104
Existenzanalyse 38
Experimentieren 48

F

FKK 54
Flexibler Mensch 49
Flow 23–25, 50, 59, 64, 79–81, 84, 85
  – -Fähigkeit 43, 51
  – -Zustand 41
Fokus 89

G

Gedanke, selbstschädigender 13
Gehirn 51
Geist
  – des Fragens 48
  – des Staunens 49, 50
  – des Zweifelns 48
Generische Prinzipien 25, 26
Gereiztheit 64
Geschichte vom Hammer 18
Geschlechter-Paradoxon 46
Gesundheit, psychische 22, 45
Gesundheitspsychologie 21
Glaube 11, 108
Glaubenssatz 46
Glück 111
Glückshormon 50
Grammatik, generative 11

H

Haltung 23, 44, 45
Handhabbarkeit 44
handlungsorientiert 64
Hans im Glück 21
Hardiness 23, 24, 45, 54, 96
Helfer-Ich 40
Herausforderung 22, 23, 43–46, 55, 110
Herta Müller 39
Herzrhythmus 58
Hilflosigkeit, erlernte 69, 87, 88
Hintergrundaktivität 18
Hintergrundrauschen 17
Hiob 21, 68
Höhenangst 104

Hormone 36
Hospitalismus 32
Humor 46, 64–66
Hyperaktivität 31, 43
Hyperarousal 42
– vegetatives 31
Hypercortisolismus 32
Hypervigilanz 31, 94
Hypocortisolismus 32

I

Identität 109
Immunabwehr 28
Immunintelligenz 34–37
immunisieren 13
immunopathologisch 14
Immunprotektion, psychische 14, 28
Immunregulation 15
Immunsuppression 15, 20
Immunsystem, somatisches 11
Impulskontrolle 24, 42
Information 17–19, 21
Inge Müller 37
Insula 60
Intelligenz
– emotionale 35
– soziale 35
Intention, paradoxe 38
Internationales Komitee vom Roten Kreuz (IKRK) 45
Introjekte, positive 40
Intrusion 12, 19, 99
Intuition 52

J

Jan-Philipp Reemtsma 41
Jean Améry 37

K

Kairos 59
Kaizen 99
karoshi 22, 34
Kohärenzsinn 24, 42–45, 55, 97, 107
Kommunikation 33
Kompetenz 44
Kontextkompetenz 49, 50
Kontinuum 44
Kontrollgefühl 54
Kraftzentrum, thymotisches 71, 72
Kreativität 36
Krise 43
– als Chance 36
Kryptobiose 30

L

Lachen 64, 65
Lachyoga 66
laufen 110
Leah Rabin 37
Leben
– einfaches 105
– experimentelles 49
Lebensereignis, kritisches 10, 21, 24
Lebensfähigkeit 23
Lebensfreude 63, 64
Lebenskunst 26
Lebenslust 43, 63
Lebenszufriedenheit 66
Leistungsgesellschaft 72
Leistungsorientierung 111
Lernlust 50, 79
locus of control 45, 54, 55
Logotherapie 38
Lösung 57

M

Mambalgine 31
Marcel Reich Ranicki 38
Marker, somatischer 21
Mehrspaltentagebuch 57
Metaintelligenz 35
Metasystem der Seele 28
Microstates 58
Migration 68
Mikrobiom 51
Milieutherapie 38
Missbrauch, sexueller 39
misserfolgsvermeidend 46
Misshandlung 41
Mobbing 10, 21
Modus operandi 35, 43
Motivation 36, 79
Mount St Helen’s 101

Multitasking 59
Muße 55, 60
musturbations 12
Mut 39, 41, 43, 62, 63, 66, 77, 99, 109

N

Narrativ 109
Natascha Kampusch 39
Naturkatastrophe 22
Negativspirale 33, 94
Negentropie 84
Nelson Mandela 41
Nervensystem, enterisches 51, 52
nervus vagus 52
Neugier 45, 64, 80
Neurasthenie 63
Neuropsychotherapie 59
Neurotransmitter 36
Noradrenalin 51, 62
Notkoffer 112
Nucleus accumbens 50, 61, 80

O

Occams Rasiermesser 105
Offenheit 44, 49
Oktantenmodell 83
Optimismus 20, 23, 24, 33, 41–43, 45, 55, 62, 66–69, 109
Optimismusverzerrung 70
Ouroboros 59
Oxytocin 61

P

Parkinson 52
Pause 60
Perfektionismus 33
Perspektivenwechsel 65
Pessimist 70
Philautia 70
Placebo-Effekt 109
Plastizität, präfrontale 111
Positive Psychologie 69
Posttraumatische Belastungsstörung (PTBS) 14, 32, 45, 60, 64, 99
 – chronische 37
 – komplexe 37
Posttraumatische Reifung (PTR) 99
Präsenz 88, 89
Primärenergie 72
Primo Levi 37
Prinzip
 – generisches 25, 53
 – Neugier 50
Programm 12
 – selbstorganisierendes 12
Projektion 92
Prophezeiung
 – selbsterfüllende 46, 97
Psychasthenie 63
psychisch 22
psychoimmunisierend 26
Psychoimmunsystem, gesundes 16
Psychologie des Terrors 38
Psychoneuroimmunologie 20
Psychopathogen 14
Psychotoxin 31, 32, 90
psychotoxisch 12, 28, 32, 34
Psychovaccination 104
Psychovirus 34, 41, 88, 90, 108
pünklichkeitsorientiert 60

R

Rational-Emotive Therapie 66
Realitätssinn 20
Reifung 23, 25, 26, 28, 31
Reizdarmsyndrom 52
Relevanz 91
Reorganisation 25
Reparaturprogramm 11
Reparatursystem 34
Repression 38, 39
Resilienz 9, 20, 21, 23, 24, 26, 28, 31, 41, 45, 55, 95, 96
Resistenz 9, 20, 24, 26, 28, 30, 31, 41, 92, 94, 96
Ressource 9, 20, 23, 24, 26–28, 31, 42–45, 55, 56, 73, 107
Rhythmik 58–60, 107, 111
Robustheit 23

S

Sabbatical 58, 111
Salutogenese 24, 44
Schizophrenie 14
Schlaf-Wach-Rhythmus 58
Schmerz 52, 53, 65

Schmerz, emotionaler 22
Schreibtherapie 39, 41
Schutzschild 10
Selbstähnlichkeitsprinzip 103
Selbstbehauptung 77
– Self-assertiveness 57
Selbstbehauptungskraft 41, 56, 57, 63, 72
Selbstbehauptungstraining 57
Selbstbehauptungswille 39, 71
Selbstbejahung 57
Selbstbestimmung 37, 60
Selbstenergetisierung 86
Selbstentfaltung 71
Selbsterhaltungskraft 37
Selbstheilung 106, 107
Selbstheilungskraft 26, 89
Selbstkontrolle 42
Selbstmanagement 24
Selbstmedikation 41
Selbstmotivierung 36, 83, 86
Selbstoffenbarung 26
Selbstorganisation 25, 53, 101
Selbstregulation 35, 62, 107
selbstschädigend 19
Selbststeuerung 35, 36
Selbstverantwortung 110
Selbstvergessenheit 79
Selbstverwirklichung 57, 71, 80
Selbstwert 12, 28
Selbstwertgefühl 20
Selbstwirksamkeit 20, 24, 45, 55, 66, 87
– erlernte 87
Sensation Seeking 51, 84
Septum 50, 61, 80
Serotonin 51, 60, 62, 81
Sexualität 11, 33, 35
sich selbst neu erfinden 49
Sinn, sozialer 43
Spiel 49, 110
state of mind 25, 26, 43, 65
Staunen 49
Stehaufmännchen 96, 97
Stolz 40, 71, 72
Störung, psychische 22, 25, 32
Stress 20, 52, 53, 104, 111
Stressintelligenz 52, 53, 96
Substantia nigra 50, 80
Suggestion 11
Synergetik 103
Synergie 70
System
– autopoëtisches 16
– autotherapeutisches 16

T

Tegmentum 61
– ventrales 50, 80
Testosteron 46, 47
Therapie, provokative 66
Thoreau 50
Tonusschwankung, vegetative 58
Trance 80, 81
Transaktionsanalyse 66
Transzendenz 57
Trauma 9, 10, 22, 28, 32, 37, 45, 46, 52, 93, 94, 104

U

Überempfindlichkeit, psychische 54
Umberto Eco 65
Umdeutung 109

V

Verbitterung 64
Verdrängung 93, 99
Verhaltenstherapie, kognitive 66
Vermeidung 108
Verstehbarkeit 44
Viktor Frankl 38
Virus 11, 12
– -Attraktor 46
– autopoëtischer 11
– psychischer 10, 19, 45, 46, 70
– sozialer 63

W

Wachstum 42
Wachstumssinn 25
Walden 105
Wertschätzung 53, 78
Widerstand 92
Widerstandsfähigkeit 23, 54, 94
– psychische 58
Widerstandskraft 10
– psychische 92

Willenskraft 79
Wohlbefinden, subjektives 45
Wohlwollen 44
working poor 105
Würde 38–41, 77, 78

Z

Zeitdilation 110
Zeitintelligenz 58, 60
Zeitsafe 111
Zeitverdichtung 59, 110
Zorn 39, 71, 72

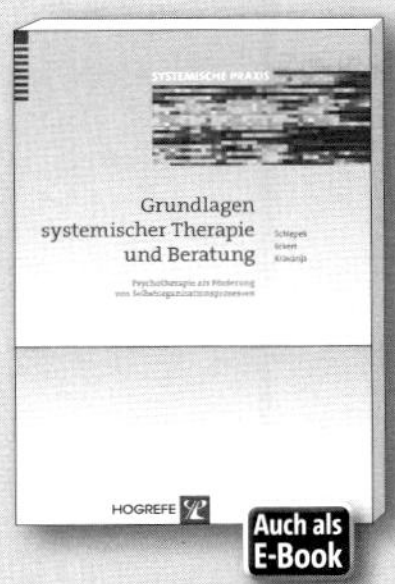

Günter Schiepek · Heiko Eckert
Brigitte Kravanja

Grundlagen systemischer Therapie und Beratung

Psychotherapie als Förderung von Selbstorganisationsprozessen

(Reihe: »Systemische Praxis«, Band 1). 2013, 113 Seiten, € 24,95 / CHF 35,50
ISBN 978-3-8017-2475-7

Der Band der neuen Buchreihe »Systemische Praxis« liefert eine gut verständliche Einführung in die Grundlagen systemischer Therapie und Beratung.

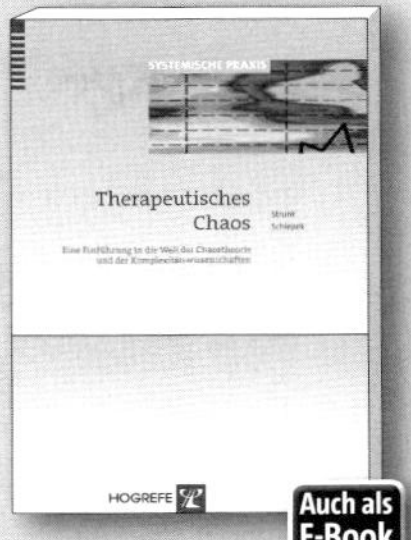

Guido Strunk · Günter Schiepek

Therapeutisches Chaos

Eine Einführung in die Welt der Chaostheorie und der Komplexitätswissenschaften

(Reihe: »Systemische Praxis«, Band 2). 2014, 155 Seiten, € 26,95 / CHF 36,90
ISBN 978-3-8017-2497-9

Der Band liefert eine Einführung in die Chaosforschung. Er lotet die Grenzen der Vorhersagbarkeit, Plan- und Beeinflussbarkeit menschlichen Verhaltens aus und zeigt auf, wie sich gerade aus diesen Grenzerfahrungen neue Möglichkeiten für das therapeutische Handeln ergeben.

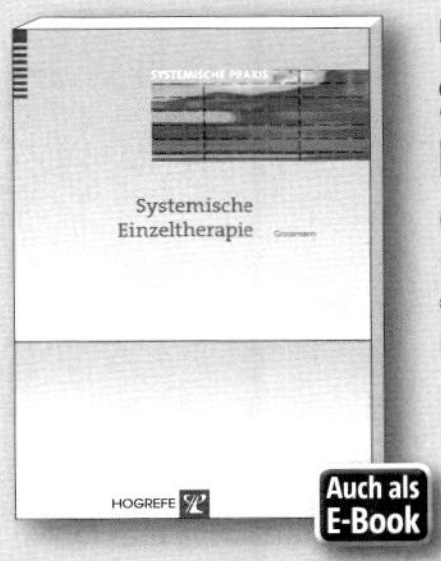

Konrad Peter Grossmann

Systemische Einzeltherapie

(Reihe: »Systemische Praxis«, Band 3). 2014, 114 Seiten, € 24,95 / CHF 35,50
ISBN 978-3-8017-2463-4

Das Buch stellt eine fundierte und mit vielen Praxisbeispielen angereicherte Darstellung systemischer Einzeltherapie dar.

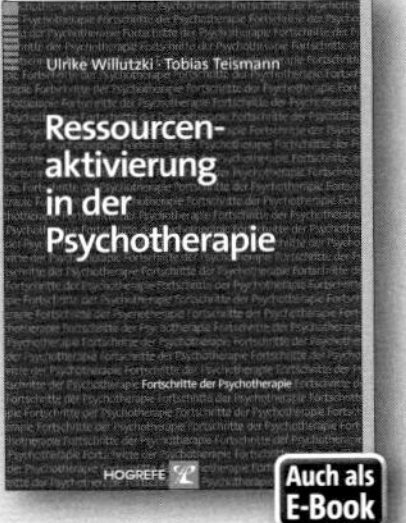

Ulrike Willutzki · Tobias Teismann

Ressourcenaktivierung in der Psychotherapie

(Reihe: »Fortschritte der Psychotherapie«, Band 52)
2013, VI/95 Seiten, € 19,95 / CHF 28,50
(Im Reihenabonnement € 15,95 / CHF 22,90)
ISBN 978-3-8017-2130-5

Der Band vermittelt praxisorientiert das Potenzial ressourcenorientierten Arbeitens in Psychotherapie und Beratung.

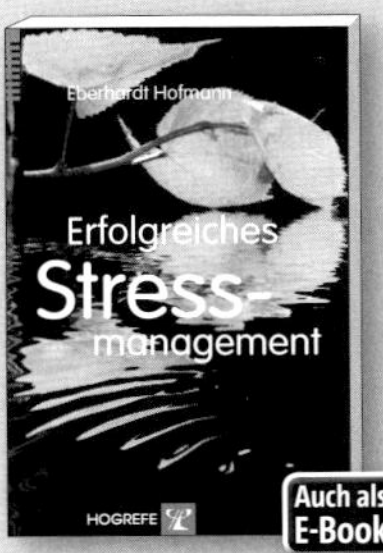

Eberhardt Hofmann

Erfolgreiches Stressmanagement

2013, 252 Seiten, Kleinformat, € 22,95 / CHF 32,90
ISBN 978-3-8017-2490-0

Der Band vermittelt praktische Methoden zum erfolgreichen Stressmanagement. Er stellt wissenschaftlich untermauerte Techniken zur kurzfristigen Kontrolle des Stressgeschehens sowie zur langfristigen Bewältigung von Stress vor.

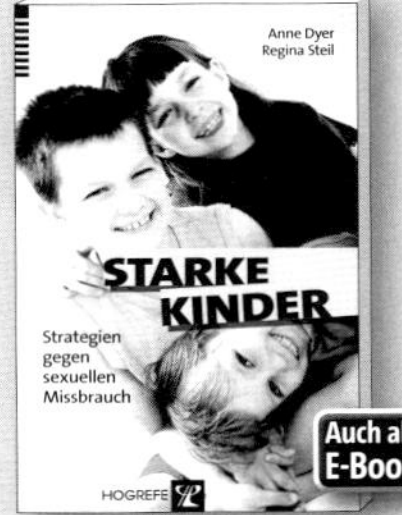

Anne Dyer · Regina Steil

Starke Kinder

Strategien gegen sexuellen Missbrauch

2012, 146 Seiten, Kleinformat, € 16,95 / CHF 24,50
ISBN 978-3-8017-2366-8

Der Ratgeber will Eltern für die Gefahr eines sexuellen Missbrauchs ihrer Kinder sensibilisieren. Er zeigt Strategien gegen sexuelle Gewalt auf und macht Vorschläge, wie mit dem Verdacht eines sexuellen Missbrauchs umgegangen werden kann.

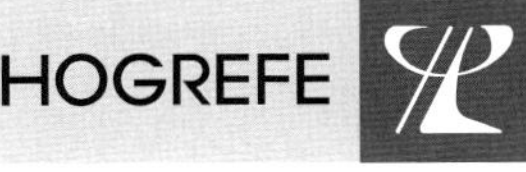

Hogrefe Verlag GmbH & Co. KG
Merkelstraße 3 · 37085 Göttingen · Tel.: (0551) 99950-0 · Fax: -111
E-Mail: verlag@hogrefe.de · Internet: www.hogrefe.de

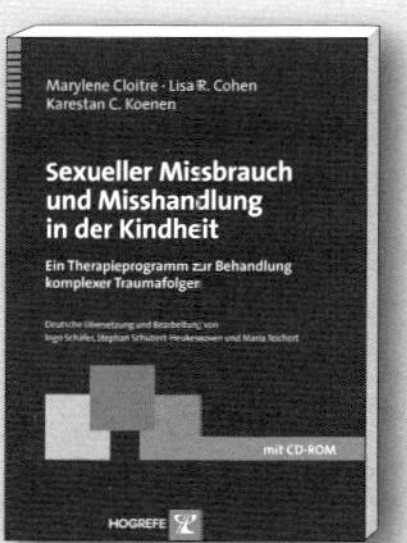

Marylene Cloitre · Lisa R. Cohen
Karestan C. Koenen

Sexueller Missbrauch und Misshandlung in der Kindheit

Ein Therapieprogramm zur Behandlung komplexer Traumafolgen

(Reihe: »Therapeutische Praxis«)
2014, 318 Seiten, Großformat, inkl. CD-ROM, € 59,95 / CHF 79,–
ISBN 978-3-8017-2478-8

Das Manual beschreibt ein zweiphasiges Therapieprogramm zur Behandlung von Erwachsenen, die an den Folgen von sexuellem Missbrauch und Misshandlung in der Kindheit leiden.

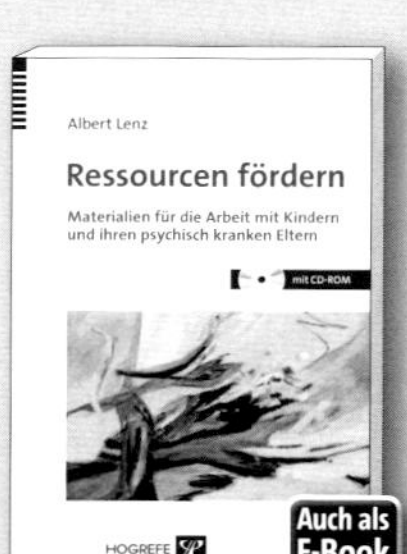

Albert Lenz

Ressourcen fördern

Materialien für die Arbeit mit Kindern und ihren psychisch kranken Eltern

2010, IX/221 Seiten, inkl. CD-ROM, € 29,95 / CHF 39,90
ISBN 978-3-8017-2218-0

Das Buch liefert Anleitungen und Materialien, die bei der Durchführung von familienzentrierten Präventions- und Interventionsmaßnahmen eingesetzt werden können.

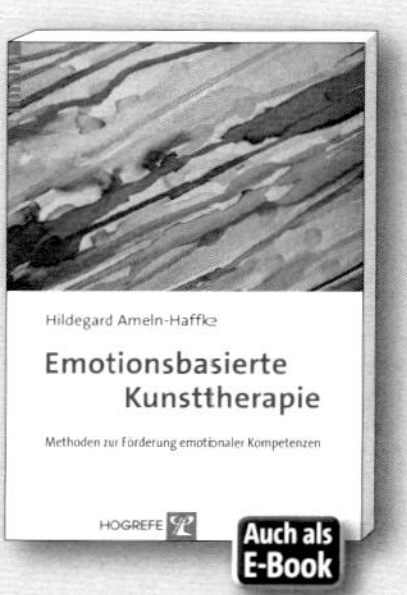

Hildegard Ameln-Haffke

Emotionsbasierte Kunsttherapie

Methoden zur Förderung emotionaler Kompetenzen

2015, 348 Seiten, inkl. CD-ROM ca. € 34,95 / CHF 46,90
ISBN 978-3-8017-2396-5

Das Buch stellt eine Vielzahl von Methoden zur emotionsbasierten Wahrnehmungsförderung, Ausdrucks- und Kreativitätsförderung und zur Förderung von Kommunikationskompetenzen vor.

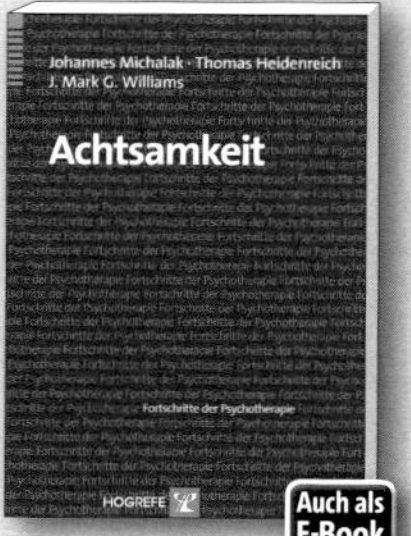

Johannes Michalak
Thomas Heidenreich
J. Mark G. Williams

Achtsamkeit

(Reihe: »Fortschritte der Psychotherapie«, Band 48)
2012, VI/83 Seiten, € 19,95 / CHF 28,50
(Im Reihenabonnement € 15,95 / CHF 22,90)
ISBN 978-3-8017-2236-4

Der Band gibt einen anwendungsbezogenen Überblick über die theoretischen Hintergründe und Methoden achtsamkeitsbasierter therapeutischer Arbeit.

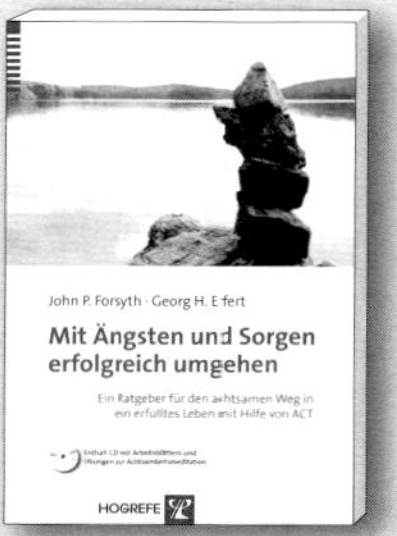

John P. Forsyth · Georg H. Eifert

Mit Ängsten und Sorgen erfolgreich umgehen

Ein Ratgeber für den achtsamen Weg in ein erfülltes Leben mit Hilfe von ACT

2010, 245 Seiten, Kleinformat, inkl. CD-ROM, € 24,95 / CHF 35,50
ISBN 978-3-8017-2249-4

Der Ratgeber liefert ein wirkungsvolles Selbsthilfeprogramm zum erfolgreichen Umgang mit Ängsten und Sorgen.

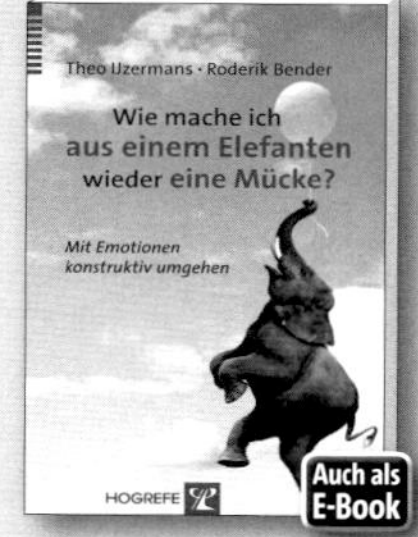

Theo Ijzermans · Roderik Bender

Wie mache ich aus einem Elefanten wieder eine Mücke?

Mit Emotionen konstruktiv umgehen

2013, 155 Seiten, Kleinformat, € 16,95 / CHF 24,50
ISBN 978-3-8017-2476-4

Die Autoren zeigen in ihrem Ratgeber anhand zahlreicher Beispiele aus der Arbeitswelt, dass man negativen Gefühlen und Gedanken nicht hilflos ausgeliefert ist, sondern selbst dazu beitragen kann, dass aus einem Elefanten wieder eine Mücke wird.

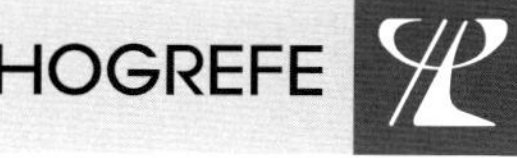

Hogrefe Verlag GmbH & Co. KG
Merkelstraße 3 · 37085 Göttingen · Tel.: (0551) 99950-0 · Fax: -111
E-Mail: verlag@hogrefe.de · Internet: www.hogrefe.de